U0099647

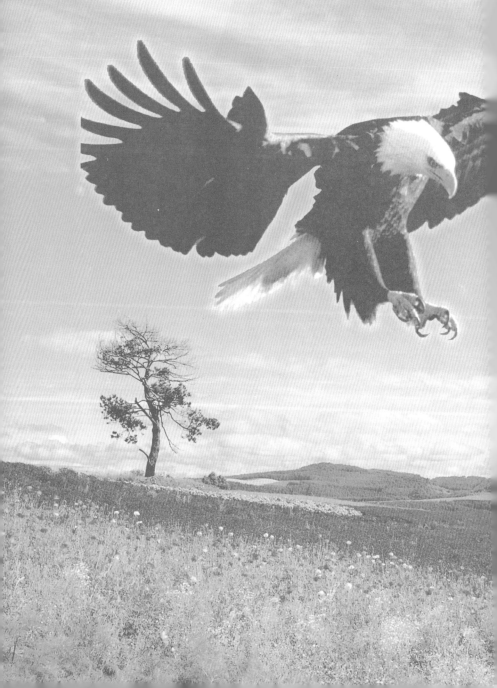

大展好書　好書大展
品嘗好書　冠群可期

大展好書　好書大展

品嘗好書，冠群可期

武當道教醫藥：7

武當方藥精華

尚儒彪／編著

品冠文化出版社

《武當道醫臨證靈方妙法系列叢書》
編 委 會

主　任：李光富

副主任：李光輝　盧家亮　徐增林　范學鋒　呂允嬌

武当灵方济世救民

十年艰辛潜心

挖掘整理问古觅妙

法永存

贺尚仪宽名医"武当灵方丛书"出版

中国共产党好

社会主义好

伟大祖国好

病员八十六岁余将荣自撰　二〇二三年十一月

弘扬道家医学，侍永是壶济世

罗钧

中國印刷集團公司總經理

武當方藥精華

崇尚武當道醫 臨証灵方妙法

贺尚儒冕教授武當道醫院証灵方妙法出版发行

壬午年秋月 襄陽市湖北医院院長兴祖诚敬書

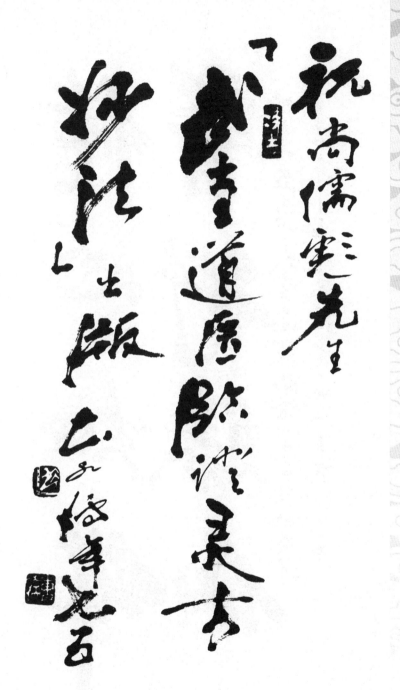

祝尚儒彩先生

武曲道侶駁迎晃吉

妙法　出版　　　　　　
　　　　　　俗年七百

脩心如佛
醫術勝仙

祝高儒覽同志武當道醫臨證靈方妙法發行
壬辰年孟冬襄陽寒山人書賀

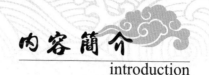

內容簡介
introduction

　　此書是武當道教醫藥的一本方、藥及製藥技藝專著，全書共六篇。

　　第一篇介紹了武當道教歷代醫藥學重要人物考略，體現了武當道教醫藥是有根有源，且傳承有序。

　　第二篇是武當道教收藏的部分道教品味甚濃的而當今世界少見的醫藥專著，有《十二劑方》《輔行訣五臟用藥法要》。

　　第三篇是武當道教醫藥常用於臨床治病、療傷和養生健體各種方藥。

　　第四篇是作者無私地將家傳的、師授的膏藥療法，從膏藥的起源、製作、使用及方藥全部公開地介紹給讀者。

　　第五篇是武當山現存的植物藥、動物藥、礦物藥共有2300味左右。

　　第六篇是武當山道教醫藥帶徒必背「臨床用藥歌」，亦是首次向讀者公開。

　　此書適合中醫藥工作者、中醫藥愛好者、執業藥劑師、中醫藥科研單位閱讀、參考、收藏。

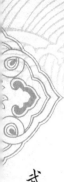

武當方藥精華

序 言
foreword

　　我雖然沒有專門研究過武當山道教醫藥，但長期在武當山地區生活工作，長期閱讀道教史志及《正統道藏》，長期接觸道教界人士，耳濡目染，能感受到道教與中醫學的密切關係，對民間流傳的「醫道同源」「十道九醫」等習慣說法也有幾分體悟和認知。

　　道教與其他宗教相比，其教義思想的最大特色是「貴生」。生，是指生命存在和延續，「貴生」，即珍惜生命、善待生命之意。「貴生」的教義主要反映在三個層面：一是對自己；二是對他人；三是對其他有生命的物體。從這三個層面都可以看出「醫道同源」的軌跡。

　　對自己，道教追求修道成仙、長生久視，所以特別重視「生」。《道德經》說：「深根固柢，長生久視之道。」《太平經》說，天地之間，「壽最為善」，生命長久存在本身就意味著是最高的善。與生命存在相比，富貴功名都算不得什麼。《抱朴子》說：「『天地之大德曰生。』生好物者也，是以道家之所至秘而重者，莫過於長生之方也。」《抱朴子》說：「百病不癒，安得長生？」「古之初為道者，莫不兼修醫術」。道教修道成仙的信仰和理論促使其信奉者孜孜不倦地追求長生不老之藥，並伴隨「內以養己」的

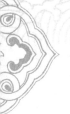

炁功，透過導引、辟穀、清心寡慾以達到祛病延年、強健體魄的目的。歷代道士在修練過程中積累了大量有關醫藥衛生、祛病延年、保健強身的知識與方術，它包括服餌外用、內丹導引等方法。醫學治病要研究人的身體，道教養生也要研究人的身體，所以我們在道教《黃庭內景經》中可以看到《黃帝內經》的影響。

南朝道醫陶弘景《養性延命錄》高舉「我命在我不在天」的道教生命哲學大旗，強調修道之人如果平時能加強身心修養，注重合理飲食和房中衛生，善於調理，就能保持身心健康，防止疾病萌生。該書強調的「生道合一」的宗旨是「醫道同源」的典型案例。

對他人，道教宣揚重人貴生，濟世度人，所以特別重視「生」。《太平經》說：天地之性，萬千事物中「人命最重」。《三天內解經》說：「真道好生而惡殺。長生者，道也。死壞者，非道也。死王乃不如生鼠。故聖人教化，使民慈心於眾生，生可貴也。」在被道教奉為萬法之宗、群經之首的《度人經》中，開卷即宣揚「仙道貴生，無量度人」的教義。道教有以醫傳道的傳統，如東漢張陵創「五斗米道」是從為百姓治療疫病開始的，張角的「太平道」也是由為民治病吸引了信眾。

道教認為修練成仙必須做到功行雙全，道士們將各種修練養生的法門統稱為「功」，並認為在練功的同時還必

須行善積德，濟世度人，即所謂「行」，只有做到「功行圓滿」，才能得道成仙。而行醫施藥是濟世度人的一大功德，這無疑也會促使教門中人自覺研習醫術，由治病救人來行善立功德。

對其他有生命的物體，道教宣揚齊同慈愛，萬物遂生，所以特別重視「生」。

道教尊重生命、寶貴生命的思想並不僅僅是針對人的，天地日月、草木鳥獸等萬物的生命都是寶貴的，都需要人們憐憫善待，不可隨意傷害。武當道教敬奉的主神——玄天上帝是主宰天一之神，是水神。《敕建大岳太和山志》說：「其精氣所變曰雨露、曰江河湖海；應感變化，物之能飛能聲者，皆天一之所化也」；「玄帝有潤澤發生、至柔上善、滌穢蕩氣、平靜之德，上極重霄，下及飛潛，動植莫不資焉。」因此，武當道教的玄帝信仰也充分體現了「貴生」的教義精神。古代道醫不僅為人治病，遇到動物有病也會積極施救，民間傳說道醫孫思邈為小蛇治傷的故事就反映道教齊同慈愛的「貴生」教義。

民間「十道九醫」之說，也不是空穴來風。翻閱道教史志就會發現，歷代道士中兼通醫術者不在少數。以武當山為例，宋代以來山志對通醫術為民治病的道士多有記載。元代《武當福地總真集》云：田蓑衣「人有疾厄叩之者，摘衣草吹氣與之，服者即瘉。」孫寂然「以符水禳禱

為民除疾，眾皆歸之，數年之間，殿宇悉備。高宗詔赴闕庭，以符水稱旨，敕度道士十人。」鄧真官「遠邇疾患，皆奔趨之。」魯洞云「年八十餘，以道著遠，點墨片紙，可療民疾」。葉雲萊「至元乙酉，應詔赴闕，止風息霆，禱雨卻疾，悉皆稱旨。」明代《大岳太和山志》云：王一中（？-1416年）「符水濟人，禦災捍患，事多靈驗。」張道賢「奉命採藥於名山大川」。雷普明「御馬監馬大疫，檄普明治之，遂息」。《續修大岳太和山志》卷四《仙真》云：黃清一（？-1900年）「識藥性，苦修練。晝則入山採藥，和丸濟世」。黃承元（1785-1876年）「性慈祥，甘淡泊。日以採藥濟世為事」，治癒病人甚多。該志卷一記載：「紫霄宮楊來旺知醫，纂有《妙囊心法》；周府庵鄭信學、蒲高衡、饒崇印知醫；紫陽庵王太玉知外科；自在庵高明達外科。」20世紀90年代初，我在蒐集武當山道教歷史資料時，聽說清末民初武當山坤道胡合貞知醫術、識藥性，曾為武當山周圍許多民眾治癒過疾病；20世紀70年代，我曾見過沖虛庵趙元量道長為民推拿療傷，不取分文，頗受民眾尊敬。所以我和王光德會長合著《武當道教史略》時，專門為胡合貞、趙元量道長立傳，以表彰他們懸壺濟世之功。

尚儒彪先生，道名信德，是武當道教龍門派第25代俗家弟子。20世紀70年代初，因開展「一把草運動」進

入武當山採挖中草藥，認識了在廟道醫朱誠德，遂拜其為師，學習道教醫藥。經過長期的臨床實踐，他總結整理出武當山道教醫藥的「四個一」療法，即「一爐丹、一雙手、一根針、一把草」，並發表多篇文章介紹武當道教醫藥。尚醫生退休前為湖北省丹江口市第一醫院主任醫師，2002 年被十堰市衛生局評為「十堰十大名中醫」之一。他曾參與編寫《中國武當中草藥志》，著有《傷科方術秘笈》《古傳回春延命術》《中國武當醫藥秘方》《武當道教醫藥》等醫書。

《武當道醫臨證靈方妙法系列叢書》是尚儒彪先生總結研究武當道教醫藥的最新成果，該叢書由內科、兒科、婦科、男科、傷科、外科、方藥 7 個部分組成。作者長期從事中醫藥工作，除本人家傳及師授秘方外，還注意蒐集、整理武當山歷代道醫治療各種疾病的靈方妙法，並將其應用於臨床實踐，積累了大量的成功經驗。古人云：「施藥不如施方。」現在，作者將自己長期收集的靈方妙法全部公開地介紹給讀者，由讀者斟酌選用，這種做法完全符合道教重人貴生、濟世度人的教義，故樂為之序。

湖北省武當文化研究會會長　楊立志

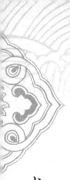

武當方藥精華

　　壬辰孟春，當我校完新作《武當道醫臨證靈方妙法系列叢書》，真有新產婦視嬰之感。產婦只需十月懷胎，吾作此書，積累資料數十載，辛苦撰寫近十年。雖經精雕細琢，修改數遍，書中仍有不盡如人意處，但慈母看嬌兒，雖醜亦舒坦。

　　余幼承家技，自幼受百草香氣薰染，從記事起，常見將死者復活，危重者轉安，常與家人共享患者康復之快樂，亦常為不治者而心酸，遂立志：長大學醫，為人解苦救難。

　　1961年我拜名醫齊正本為師學習中醫外傷科，1963年參加工作進入醫院，曾拜數位名醫為師，有湖北當陽縣的朱家楷，宜昌許三友，襄陽鐵路醫院的鄧鴻儒，襄陽中醫院的陳東陽和馬玉田。

　　參加工作後，我堅持在工作第一線，數年沒有休過節假日，工作沒有黑夜與白天，玩命地工作，換來的是歷屆領導信任，患者喜歡。組織上曾派我到湖北洪湖中醫院學習治類風濕，赴山西省稷山縣楊文水處學習治療骨髓炎，在襄陽鐵路醫院學習治療白癜風，去北京參加「全國中草藥，新醫療法交流會」，使我增長了見識，大開了眼界。

1971 年至 1973 年曾進修於武漢體育學院附屬醫院，成都體育學院附屬醫院，拜鄭懷賢教授為師，學習骨傷科。

1980 年進修於遼寧中醫學院附屬醫院，拜王樂善、田淑琴為師，學習中醫外科、皮膚科共 1 年。20 世紀 80 年代初，我考入湖北中醫學院中醫系，經 4 年系統學習，以優異的成績完成學業。

20 世紀 70 年代初，因當時開展「一根針、一把草運動」，我多次進入武當山採挖中草藥，與在廟道醫朱誠德結緣，遂拜朱誠德為師，學習武當道教醫藥，這一拜，學習便是 40 年。誰知我越學越覺得自己所知甚少，臨床窮技乏術常遇到疑難，得天時、地利之優勢，有困難即向恩師朱誠德求教，無數次地進入武當山，他每次總能為我釋疑解惑，用樸素的語言和形象的比喻，能使我通曉醫書之理，並語重心長地告訴我，在行醫的道路上要不斷地學習，學醫沒有終點站。

遵師訓，我發憤攻讀醫書，雖未懸樑刺股，但也是手不釋卷，讀《內經》忘了寒暑，背藥性午夜不眠。深山採藥，常拜師於道友，問方於民間，輒嘗盡人間辛勞與苦甜，我曾數次嘗毒，幾經風險，初衷不改，苦而無怨。

經數十年努力，現在我稍有所學，也有了一些臨床工作經驗。飲水思源，朱誠德恩師無私地傳授我道醫真學。

我第二任恩師李光富為我的工作亦給了很多方便。在他的安排下，我拜讀到《正統道藏》，並安排數位道友協助我採挖中草藥標本，收集醫藥文獻，為我撰寫此書作出了很大貢獻。

受武當之恩惠比山還重，弘揚武當道教醫藥，義不容辭，我應勇挑重擔，可用什麼形式傳承，吾甚是為難。武當道教醫藥文化深厚，源遠流長，發掘之、提高之，確為重要。但泥古不化，無以進步，執今斥古，難以繼承，以中拒外，有礙發展，化中為洋，有失根本。細思之，詳考之，本著博眾家之長，理當世菁英，與道教醫藥融會貫通，講究臨床實用，為人類健康做一份貢獻之初衷，我不顧年老多病，十年來上午接診病人，下午至午夜書寫書稿，從未間斷。雖然因用眼過度視力不斷減退，書寫時間太長，累得我頸僵背痛，手困腕酸。只覺得晝夜苦短，甚感艱辛，方信「文章千古事，甘苦寸心知」不是謬言。

現書已完稿，我心中歡喜，不能忘我恩師朱誠德毫不保留地傳授道教醫術，亦不能忘武當山的道友，時常與我朝夕相伴，不能忘那些幫助過我，為我提供過資料，為我講述過武當道教醫藥人物或傳奇故事的均州城裏數位知情老人，在此我再次謝過！

我還應感謝丹江口市的很多領導，對我研究武當道教醫藥給予的大力支持，感謝丹江口市第一醫院諸位領導，

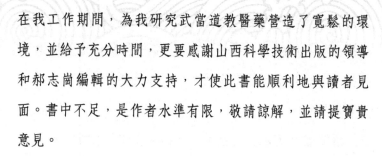

在我工作期間，為我研究武當道教醫藥營造了寬鬆的環境，並給予充分時間，更要感謝山西科學技術出版的領導和郝志崗編輯的大力支持，才使此書能順利地與讀者見面。書中不足，是作者水準有限，敬請諒解，並請提寶貴意見。

尚儒彪

武當方藥精華

　　武當山位於中華腹地，在湖北省十堰市境內，是名揚中外的道教聖地。由於它是中國大陸南北氣候交匯處，故適合南方及北方家種植物藥、野生植物藥生長。亦是東西氣候交匯處，也很適宜東部家種植物藥和野生植物藥生長，亦適應西部家種植物藥和野生植物藥生長。因它山高林密、土地肥沃、氣候適宜、植被良好，也是多種動物生長、繁殖的最佳場所。

　　古往今來，武當山上的有志之士和方圓八百里的武當人，繼承了中華始祖神農氏的衣缽，在這塊得天獨厚的道家樂土上，用自己的聰明才智和勤勞的汗水，不但創造了一個舉世無雙的中國道教武當山仙境，供中外遊客觀光、遊覽，而且武當道教的養生術、武當武術亦是名揚天下，知名度甚高。

　　由於武當山自古交通不便，武當山上的修道之人和武當山的山民，在長期同病魔與傷痛做抗爭中還創立了武當道教醫藥，即「一爐丹、一雙手、一根針、一把草」的「四個一」療法。

　　千百年來，武當山歷代道醫不斷地收集、整理資料，在繼承先人的成功經驗後，又勇於創新，以身試藥，以觀

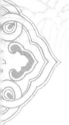

察效果，經過無數試藥者的死亡，有幸試藥者的成功，總結出了很多治療奇難雜病和養生益壽的成功方藥，又在臨床長期使用並不斷地修改完善，治療成功病例不斷增多，在人民群眾中形成良好的印象，故中國自古就有「醫道通仙道」及「十道九醫」之說。

此書在第一篇介紹了武當道教歷代重要醫學人物，體現了武當道教醫藥有根有源，傳承有序。

第二篇介紹的「十二劑方和輔行訣五臟用藥法要」，其中的「四正方、八維方」道教醫藥品味甚濃，「輔行訣五臟用藥法要」中的朱雀方、玄武方、青龍方、白虎方都是以道教四方神聖而命名。觀其用藥法，與漢代張仲景的《傷寒論》很有相似之處。這些方藥與武當道教醫藥淵源甚深，很受歷代道醫青睞。

第三篇介紹了恩師傳授亦有家傳治病及養生方藥，有些藥方筆者臨床近 50 年使用，效果均非常理想，有開發、推廣使用的前景。

第四篇介紹的武當道教膏藥外治法，有些技藝及方藥是家傳數代，從未公開過的秘方，這次首次公開，望讀者臨床驗證。

第五篇是用了近 40 年的精力、十餘次進入武當山深處，少則住幾天，多則住數月，走訪幾十位草藥醫和老藥農，特別是武當山三代草藥醫唐清明師傳傳授的「武當七

十二種七、三十六種還陽、三十三種風、武當四大名藥、武當地區用藥歌」，都是具有地方色彩的藥物。這次我個人挖掘、整理的武當山現存部分中草藥共 2300 味左右，本想還按原來所著的《中國武當醫藥秘方》一書的格式書寫，但因篇幅太長，單憑我個人之力實難完成，故此作罷。

第六篇介紹的臨床用藥歌亦很有特色。

2003 年退休後筆者就著手編寫該書，屈指也有 10 年。雖然自己盡心編著，自己和幾位小徒都精心校對，但因水準有限，悟性甚差，平時診療任務亦比較重，書中仍有很多不盡如人意之處，望同道大賢不吝賜教。

尚儒彪

武當方藥精華

目 錄

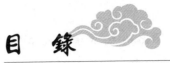

contents

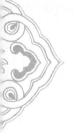

第四篇　武當道教醫藥膏藥療法

第五篇　武當藥物

第六篇　臨床用藥歌

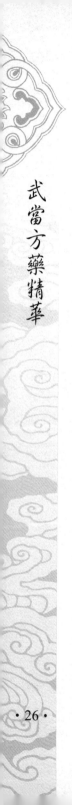

武當方藥精華

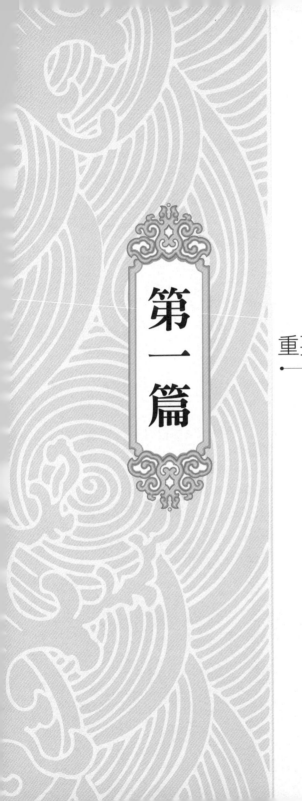

第一篇

武當道教歷代
重要醫藥學人物考略

武當方藥精華

道教倡導「公乃生，生乃大」，「以生為樂，重生惡死，長生久視」。「生」，即生長、生存、生命，為「道」的表現形式，「生」和天同樣重大。正是具有這種宗教信仰，才為武當道教醫藥的發展打下堅實的理論基礎。

　　「長生久視」，就必須要有抗拒衰老、預防疾病和抵禦意外傷害的能力，這就需要掌握醫藥知識和醫藥技能。相傳遠古時代，中華始祖之一的炎帝神農氏，就在武當山地區開展過治病療傷，怡情養生之事，因此，武當山地區自古醫藥、養生風盛行。

　　早在秦漢時期，武當山道士們就潛心研究醫藥知識，探究長生不老之術，使武當道教醫藥中的藥物保健和內丹養生術具有較高的社會影響。

　　本節介紹的重要人物，只是為武當道教醫藥做出過貢獻的很少一部分。由於道教素有「真人不露相」和甘於隱居修練的生活習俗，許多道教醫藥人物鮮為人知。千百年來，正是他們堅持不懈的努力，傾注了他們辛勤的汗水和畢生心血才譜寫下不朽的篇章，使得理論體系完整、臨床療效神奇的道教醫藥經久不衰。

　　相傳炎帝神農氏出生於湖北隨州歷山，成年後的神農，為了使人類生活安定，物產充盈，病有所治，老有所養，農忙時齊耕種，閒暇時共歡樂，人人能得長生，他不畏艱險，帶數千隨從，由隨州歷山出發，順漢江而上，由仙人渡過漢江（老河口境內有「仙人古渡」的碼頭地名，沿用至今），行至谷城，忽見天空一群大鳥，口含一種植物從天空飛過，神農利用他剛發明的「神農箭」射下一群

大鳥，發現大鳥口含的是一種植物種子，神農用這些種子種植，得到的食品醇香、味美，是充飢佳品，他即將這些種子存下，並教會隨從們種植、管理、收穫，這就是現在的五穀雜糧，收穫後可以保存，以備不時之需。

《九域志》載有：「隄州有谷城，神農植五穀於此。」谷城縣亦因此得名。

神農又帶領隨從攀山越嶺，躍溝跳澗，餓了就採集野果，打獵充飢，困了就夜宿山野，一路行來辛苦非常，加上隨從初離故鄉，水土不服，過度勞累，其中傷病者甚多，行至武當山境內的時候，已經寸步難移。

神農見狀，便讓大家就地休息，他自己和幾位強壯的隨從在山裏採摘植物，獵殺野獸，並用火煮熟讓傷病者們食用，又拿出他發明的「桐木琴」演奏美妙的音樂，還教大家演跳他編的健身舞蹈以後，傷病者很快得以康復。

人們為了記住這次神農的有效治療過程，隨從中有不少人開始專門學習、研究、整理神農這次所用的藥物、所奏的音樂及所編排的舞蹈。而他們正是武當山道教及道教醫藥的前身——武當山裏的專門修練者。

戴孟：據南朝著名道士陶弘景所著的《真誥》記載：「武當道士戴孟，乃姓燕名濟，字仲微，漢明帝時人也。……服食大黃及黃精，種雲母、雄黃、丹砂、芝草……得不死之道……遂能輕身健行，周旋名山，日行七百里」。成書於周武帝文邕（公元 561-578 年）時期的《無上秘要》卷八三所載，「戴孟，本姓燕。名濟，字仲微，漢明帝末人，華陰山及武當山受裴君玉珮金當經，又受石

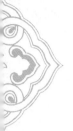

精金光符……得此者不死，非仙人。」

相傳戴孟乃是漢武帝帳前將軍，多次被武帝派往武當山問醫採藥，覓長生不死之術，戴孟在武當山得恩師清靈真人裴玄傳玉珮金當經及石精金光符，入武當山修道，得輕身健行，日行七百里之術，為武當道教醫藥學及武當內丹術的發展做出重大貢獻。

馬明生：《總真集》引《神仙傳》說：「姓馬，字君賢，號明生。得太陽神丹之秘，丹成，服半劑周遊人間。架屋從徒，與谷無異。不過三年，夫婦輒易其處，五龍宮自然庵即其隱處。」今武當山五龍宮煉丹池、自然庵仍在。《總真集》載：「按《圖記》馬明生故址……明生所煉太陽神丹爐灰尚存，非鐵非石。」

鮑靚：「曾居江東，於蔣山北道見一人年十六七許，好顏色，其人徐徐動足，靚奔馬不及，遠漸而遠，因問曰：相觀行步，必有道者。其人曰：吾乃武當仙人陰長生也，太上使到赤城，君有心，故得見我爾。靚即下馬，隨其上武當山，拜問寒溫，向他學習屍解之法。」

《太平御覽》卷六引《道學傳》與《仙鑑》卷二十一《鮑靚傳》，也有類似記載。鮑靚是葛洪的岳父兼師傅，曾拜左慈為師，學道教醫術，左慈所傳的「左慈耳聾丸」至今還被廣泛使用。

尹軌：據葛洪《神仙傳》載：「尹軌者，字公度，太原人也。博學五經，尤明天文星氣。河洛讖緯，無不精微。晚乃在武當學道，常服黃精，日三合，計年數百數。腰佩漆筒十數枚，中皆有藥，言可避兵疫。常與人一丸，

令佩之。會世大亂，鄉里多罹其難，唯此家免厄。又大疫時或得數粒塗門，則一家不病。」

葛洪：字稚川，自號抱朴子，道號葛仙翁，西晉丹陽句容人，晉代著名的道教人士和道教醫藥學家。師從鮑靚學道，鮑靚將自己道術和醫術全部傳授給葛洪，並將自己的親生女兒嫁給葛洪為妻。葛洪一生專攻煉丹術，所煉之丹能治療很多疾病。發現一種藥與另一種藥混合後進行燒煉，可以變為一種新物質，開創了藥物化學合成之先河，形成世界最早的化學合成工藝。葛洪一生著書甚多，如《抱朴子》《肘後備急方》《玉函方》《葛氏單方》等。他在醫療實踐中發現並總結了許多診斷寄生蟲病、傳染性疾病的方法及治療藥物，為武當道教醫藥和中國中醫藥學的發展作出了重大貢獻。

徐子平：《類書》載晉安帝在位時，華陰縣令徐子平棄官入道，隱居於武當山砂朗澗釣台之下。洞明針灸，演九宮八卦，常以針為人治病，針到病除。

陶弘景：字通明，華陽真人，魏晉南朝丹陽秣人，自小聰明，博學多才，好道術。幼年得葛洪《神仙傳》一書，一心一意晝夜鑽研學習，遂立志養生術，精究醫術，以後在道教醫藥學方面造詣很深。長期採藥、製藥及煉丹的實踐，使他的經驗不斷豐富。他發現《神農本草經》一書歷經戰亂，經多次轉抄和錯簡，殘缺嚴重，他重新編寫了《本草經集注》，收載藥物 730 種，並著有《名醫別錄》《效驗施用藥方》《斷食秘方》等 223 部著作，為我國道教醫藥學做出了巨大貢獻。曾在武當山修道，在他的《玉

賈記》中說：「太和山形南北長，高大（武當山亦稱太和山），有神靈棲憑之者甚多」。

孫思邈：京兆華原人（581-682 年）初唐時期著名的道教人士，著名的醫藥學家。少時日誦千言，通曉百家之說，敬仰老子莊子，「隱於太和山學道，求度世之術，洞曉天文，精究醫藥，務行陰德」。著有《千金備急要方》《攝養論》《太清丹經要訣》等醫書共三十餘種。明代山志稱他曾在五龍峰西南的靈虛岩隱居修練。清代山志云：「遍遊名山，歷武當」。故被武當山道教奉為藥王，至今武當山紫霄宮供奉的有其神像。

劉僎，《雲笈七籤‧屍解部》記：劉僎，不知何許人也。長大多鬚，垂手下膝。久住武當山，去襄陽五百里，旦發夕至。不見有所修為。頗以藥術救治百姓，能勞而不倦。用藥多自採於武當山，識草石窮於藥性。雍州刺史劉道產忌其臂長，於襄陽錄送文帝（424-453 年在位）。每旦檻車載往將山採藥，暮還廷尉。僎後以兩短卷書與獄吏，吏不敢取，僎焚之。一夜失僎，關鑰如故。閶闔門吏行夜得僎，送廷尉。僎語獄吏云：「官尋殺我，殯後幸無釘棺也。」後果被殺，死數日，文帝疑其言，使開棺驗之，果不見屍，但有竹杖耳。陰長生傳鮑靚解屍法中有「上屍解用刀，下屍解用竹木」，以神丹染筆太上太玄陰生符於刀或竹木左右，須臾便滅所書者面目，死於床上，其真身遁去。無復還家。劉僎的屍解法，是否為陰長生所傳，難以確考。但他精通醫藥學，著有兩短卷書，可惜沒能保存下來，最後因臂長而被文帝所殺，反映了封建專制

統治的殘暴無道。

陳摶：字圖南，號扶搖子，亳州真源人，一說陳是普州崇龕人。《仙鑑》記載：此人享年 118 歲，是五代北宋著名的道教學者、詩人，學識淵博，著述甚多，其中主要著作大多是在隱居武當山時期撰成，如《指玄篇》《無極圖》《觀空篇》《陰真君還丹歌注》等，內容大多是講解內丹修練，根據天地方位、五行所屬、陰陽交感、四時運轉的道理，說明人體臟器（心、肝、腎）所在部位，修練的時機、方法和功效，尤其將武當道教內丹的功理、功法及修練所達到的效果講述得非常清楚，對武當道教醫藥學及內丹修練的產生均具有深遠的影響。

田蓑衣：《武當傳》稱不知其姓名，隱居武當山隱仙岩石室，冬夏只穿一蓑衣，故當地人就稱他為田蓑衣。隆冬臘月，其身則真氣蒸騰；盛夏酷暑，其身則寒涼如玉。人有疾病叩請他，則摘蓑衣草吹氣與之，服之即癒。曾煉大丹，隱仙岩有其丹室爐灶。他是內丹、外丹並重的奇士異人。端平年間（1234-1236），失其所在。

孫寂然：名元政，號寂然子。嗣業茅山清真觀，得上清五雷諸法之妙，雲遊遍地及各名山福地。北宋末，汴湖龍去，江漢地區遭受金兵蹂躪，武當殿宇被毀壞一空。紹興十一年，他親率徒弟登上武當山，披荊斬棘，興復五龍殿宇，開闢基緒，創立五龍派。他擅長醫道，為民除疾治病，得到群眾的敬慕和支持。經過數年努力，殿宇悉備。宋高宗詔赴闕廷，以符水換旨，敕度道十人。後還山，無疾而終。冠劍遺蛻藏於桃源之東。

吉志通（？-1264）：《山志》稱其為邵陽人（一說蒼陽）。幼穎悟博學，居武當十餘年，不火食，但餌黃精蒼朮，雙目澄澈，行步若飛。一日召弟子戒以珍重道教，言迄而逝。

唐風仙：生卒年不詳，名守澄，人稱「唐風仙」，湖北隨州人，南宋武當山道士。自幼在武當山學道，道術深厚，道醫技術精湛，他生著一幅稀奇古怪的相貌，「鶴體松形」。隨身常帶一手杖，杖頭常掛數十個葫蘆，往來於均州房陵（今丹江口市、房縣）之間，遇有病傷患者，常無償給藥丸一丸，病傷患者服之即癒。傳說，唐風仙有時為人治病「點墨片紙」可療異疾。常往紫霄、南岩那些杳無人跡的山林，「常有虎豹守衛」，他能預知人的「福禍吉凶，」年近百歲，「面若童子」貌。

魯洞雲（1204-1285）：名大宥，號洞雲子。隨州應山（今湖北英山縣人）。其家世代為官宦。他幼年棄家住武當山學道，遍歷南北。據元程矩夫（1246-1316）撰寫的《十年敕武當山大天—真慶萬壽宮碑》稱：「漢東異人魯大宥隱居是山，草衣菲食，四十餘年，救災捍患。」如《總真集》稱他：「以道著遠，點墨片紙可療疾。」

張守清：元代名醫，名洞囦，號月峽臾，峽州宜都（今湖北宜昌）人，31歲時拜武當派道士魯洞雲為師，後來成為武當道教史上承上啟下的一位關鍵人物。他弟子甚多，其中汪道一，是江西龍虎山汪文富之子，生有異證，既長超悟不羈，至元丙子年（公元1336年秋），遇武當道人張守清，帶回武當山，授以金丹雷霆秘訣，一語有

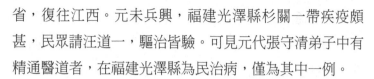

省，復往江西。元末兵興，福建光澤縣杉關一帶疾疫頗甚，民眾請汪道一，驅治皆驗。可見元代張守清弟子中有精通醫道者，在福建光澤縣為民治病，僅為其中一例。

張三豐：元明之際著名道士，字玄玄，遼東懿州人，丰姿魁偉，龜形鶴骨，大耳圓目，鬚髯如戟，寒暑唯一衲一蓑。明洪武初入武當山拜玄帝於天柱峰，創武當內家拳。又言其精通醫道，常身帶七針，人稱「七針先生」。常於人「祛痛苦於一頃刻，救性命於一瞬間。」他事蹟甚多，在此不多贅述。

周自然：生卒年不詳，金台（今四川金堂縣）人，元末明初武當山道士，幼年出家學道，擅長道教醫術，常雲遊四方，他「以道化俗，以藥濟人」。洪武初年（1368 年）入武當山五龍龍宮。他「借醫弘道」，常為武當山民及進山香客醫病療傷，為武當山道教發展發揮過重大貢獻，他修養有素，據明代任自垣所撰武當山志所載，他「年將耄耋，貌若童雅」。逝後葬於武當山道教桃源洞。

雷普明：明代道士，湖北均縣（今湖北丹江口市）人，生卒年月不祥。成化四年（公元 1473 年），明憲宗命太監陳喜等護送真武聖像，安奉太和、玉虛二宮。後皇宮御馬患傳染疾病，檄雷普明醫治，馬疫遂平息。說明武當山當時有獸醫。

曾和宗：清代武當道醫，清順治年間，皇姑患病，太醫們束手無策，武當道醫曾和宗奉詔進宮，用武當秘製的「八寶紫金錠」為皇姑治癒疾病，得到皇帝封賞。

楊來旺：陝西白河縣人。曾舉孝廉，清同治初，來武

當山拜全真龍門派何陽春為師,修道習醫,由於他為陝西漢中撫台治病有驗,撫台病癒來武當山紫霄宮坐鎮三年,調運錢糧,修復武當山被兵戰所毀宮殿,使武當山再次興旺。

黃承元(1785-1876):武當天合樓道士,性慈祥,甘淡泊。日以採藥濟世為事,治癒病人甚多。據傳,光緒丙子年七月七日,有人見其負重物行駛如飛,頃刻羽化宮中,享年91歲。

徐本善:號偉樵,河南札縣人,生於清咸豐元年,幼習儒業,聰明過人,及長入道,拜武當山龍門十四代傳人王復渺為師,後為龍門派第十五代傳人。徐本善光緒二十年為武當全山道長。1931年3月,賀龍等同志率紅三軍轉戰武當山,開闢武當山革命根據地,徐本善親自率領道眾迎接大軍入住宮觀,協助部隊創辦紅三軍後方醫院,親自配製武當道教醫藥秘方「刀槍金創散」以及武當山的其他方藥,採集中草藥供治傷病員使用,並安排徒弟梁合啟、水合一及徒孫羅教佩協助紅軍治療並護理傷病員,使大批傷病員很快康復,得返前線。徐本善為紅三軍所作的有益工作受到賀龍同志的高度評價。

黃清一(?-1900):湖北均縣人,清咸豐年初皈玄武山之天合樓。識藥性,苦修練,畫則入山採藥,和丸濟世;夜則如定洞中,清遣世慮。此外遂別無他事。後移居天仙岩,忽隱忽現。光緒庚子年(1990年)中秋節,無疾而化。

胡合貞:人們不知其名,皆呼之胡善女,修道後皆稱

「鬍子爺」，偶遇小抄本得知其拜徐本善為師，老河口人，家為富豪。曾捐資老河口善書堂刻印《太上感應篇》《玄天上帝報恩經》行世。出家於武當山玉女峰仙姑洞，後建妙賢院，為人慈善，甘淡澹泊，以採藥濟世利人。光緒二十三年（1897 年），見遇真宮破敗，以針灸、藥物為人治病而倡修，後為其主持，曾兩次修廟，又復設學堂，學生 80 餘人，後皆培養為有用之才。胡合貞為武當山唯一有文字記載的坤道道醫。清末至民國期間，因振興武當有功，為人們所廣為讚頌。

劉理山：山東人，生卒年不詳。曾任西北軍馮玉祥部少將旅長。1929 年蔣馮之戰後，他毅然棄官入道。在武當山麓朝陽洞三清殿任主持，勤儉募化，修復殿宇石房，設茶水施於過往行人。精通醫術，常走鄉入戶為人治病分文不收。1944 年遊小南海，不返。

朱宇亮（1877-1961）：湖北隨州人。幼家貧，隨其母逃荒到武當山落戶，13 歲時到太和宮皇經堂學道。師傅見其聰明，誠實，並愛好武當道教醫藥，密授「武當山八寶紫金錠」之方，為其正宗傳人。

羅教佩（1904-1967）：河南鄧縣人，幼讀四書五經，精醫術，有慕道之心。入武當山紫霄宮拜龍門派道人冷合斌為師。1931 年，中國共產黨領導的工農紅軍進駐紫霄宮時，他同道友水合一等精心醫治紅三軍傷員。1953 年賀龍因懷念武當道友，特地致電湖北省委統戰部，詢問武當道人情況，同年羅教佩被選為湖北省政協委員和中國道教協會理事。他生活樸素，為人治病常不收費，頗得群眾

稱頌。

趙圓亮（1900-1987）：甘肅省河西人，年輕時在北京讀書，適逢戰亂，遂投筆從戎於西北軍吉鴻昌部下的騎兵團當兵，擅長刀術，多次與日作戰，因英勇善戰榮升騎兵排長。吉鴻昌將軍遇害後，投奔張自忠部下，在特務營偵察連任職。1940 年 5 月 16 日，在南瓜店同日寇作戰中，左臂被打斷，僥倖未死，被送往宜昌治療，宜昌淪陷時，轉輾至鄖陽。傷癒後，身已半殘，甚是感慨。

1941 年出家，在武當山拜洪永壽為師，皈依龍門。因愛好醫術、針灸，數年辛苦，得其師真傳。新中國成立後廣開方便之門，為民療病分文不收。幾十年治癒病人數千，名揚武當上下。1987 年善終，享年 87 歲。

袁正道（1891-1981）：字達三，號靜聲、證道居士，湖北房縣西武當西嶺人。清末入房縣高等小學堂，後就讀於鄖陽師範學校。時民主革命風起雲湧，袁正道深受啟迪，遂矢志反清，參加辛亥武昌首義。

民國初年，以官費考入湖北政法專科學校，攻讀法律。學成，因其出類拔萃，留校執教。後任臨時法制院事務廳調查科主事。期間，結識董必武、施洋等革命志士，且與施洋同為京漢鐵路總工會法律顧問。

民國十二年（1923 年），「二七」慘案發生後，袁正道等大義凜然，反對帝國主義和軍閥買辦。共產黨人施洋慘遭殺害，袁正道置個人安危而不顧，將施洋遺體收殮安葬，並遵董必武之囑，護送施洋夫人赴北平交李大釗等同志安排照料。袁正道亦被吳佩孚下令通緝，經董必武同志

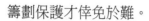

籌劃保護才倖免於難。

隨後，袁正道走燕京，結識北京白雲觀高陽異人安純如道長，安純如道長將世傳道家醫術傳給袁正道。袁正道利用回老家房縣之機登臨武當山再次學習道家醫學，先後到北京、上海、河北、天津等地為人治病，名震津保。眾患者稱讚袁正道是安純如道長的高名弟子，其按導醫術是「武當真諦」中的正宗秘傳。其間，袁正道懸壺濟世，著書頗豐，尤以《脈經》《脈訣》《按摩學》造詣最深，嘗語友人曰「是乃仁術耳」。後適跡滬濱，從事按導醫術，凡四十餘載，久享盛名。

1950 年冬，董必武抵滬視察工作，懷舊情殷，曾派員探視，慰勉有加。袁正道坦蕩，儉樸，治學嚴謹，醫學著作頗豐。今存遺著有《按導醫學》《中國生理學原理》《滬上醫磅記》《內經淺釋》《中國按摩學講義》等，其生平事蹟曾收錄於《上海名醫志》。袁正道生平致力醫術，兼及國畫，擅墨竹幽蘭，尤得其妙。1981 年 3 月 3 日，病逝於滬寓，享年 90 歲。

阮蓬志（1925-1991）道號仙境子，陝西省白河縣人，1937 年在武當太子坡出家。他是武當山著名道醫，精通針灸療法，數年頑疾他經常針到病除。他奉道堅定，始終如一，為人和善，常為朝山進香者治療傷病，不取分文，經常進山採藥，捨藥救人不計其數，受到武當山山民、道友及廣大民眾愛戴，1984 年武當道教協會選阮蓬志為會長，1991 年去世後葬於武當山太子坡。

朱誠德：俗名朱林，河南南陽城關鎮人，生於清光緒

庚子二十六年（1890年）九月十八日，1939年在南陽玄妙觀出家。為武當山龍門派三天門悟性丹功第二十四代傳人，盡受其師金宇成真傳，擅長武當龍門派三天門丹功修練，用點穴按摩、針灸、自配藥為人治病療傷。朱誠德一生經歷了種種磨難，但他從無怨言，始終堅持增功培德，助人行善。

1988年朱誠德第二次應邀赴古都西安作三天門悟性丹功的表演，受到國內外到會專家的高度評價，同年湖北襄樊市邀請朱誠德前往作丹功表演，並為400多人治癒疑難雜病。朱老的足跡遍及大江南北數省市，為數以千計的患者療傷醫病。

1989年應中國人民大學邀請，在北京作了十數天的健康諮詢，他的高超醫術和神奇丹功，令中國人民大學眾多師生讚歎不已。著名科學家錢學森教授特地接見了這位深山修道之士，兩位老人對人體生命科學和道教醫藥各自闡述了自己的觀點，遂成共識，加深了友誼。九州大地藏龍臥虎，處處步步有神仙。朱誠德大師幾十年的苦修，潛心悟道，得天地之靈氣，悟道教醫藥學之精髓，創建出許多絕妙醫技，無私地傳授給其徒尚信德，由尚信德整理出武當道教醫藥的「四個一」療法，即「一根針、一把草、一雙手、一爐丹」，為人類健康留下非常寶貴的財富。

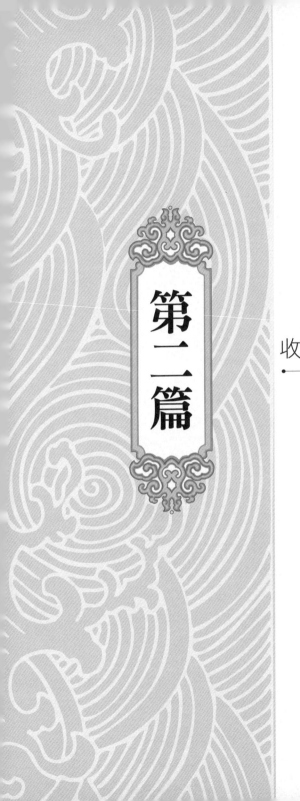

第二篇

武當道教醫藥所
收藏的古代文獻鑑賞

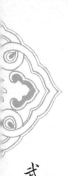

武當方藥精華

第一章

武當道教醫藥

一、《十二劑方》

武當道教醫藥十二劑方，相傳為晉陶弘景祖師所著，書中所用藥物數十味，所述藥方數十首，細讀之與《傷寒論》頗有淵源。但方中藥物用量與當今懸殊太大，吾自愧才疏，難得其悟。只是將方中用藥數量改為克與毫升。書中玄妙處留給後來大賢深究。

此中所例諸方次序，命名之義，與天道有關。《淮南子》云：「五臟六腑，此應十二月，而行陰陽。」

十二方者，應十二月，而一方之內有大小之別，以應二十四氣，十二方組中，除奇偶二劑以為綱宗，正變以見取捨，每組共得六方，十二組共合七十二方，為周天七十二候也。今仍以星官為命名者，乃沿湯液法之舊稱爾。因是諸方之宗，故序於篇首。但具藥味，其用如何？則散見方劑之內。

（一）四正方

北方子，真武湯，其氣滲：茯苓、白朮、桂枝、甘草。

南方午，朱雀湯，其氣滋：阿膠、地黃、艾葉、乾薑。

東方卯，青龍湯，其氣散：麻黃、甘草、杏仁、桂枝。

西方酉，白虎湯，其氣收：石膏、知母、粳米、甘草。

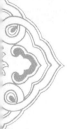

（二）八維方

東北寅，陽旦湯，其氣溫：桂枝、甘草、生薑、大棗。

西南申，陰旦湯，其氣清：黃芩、白芍、生薑、大棗。

南東巳，騰蛇湯，其氣瀉：大黃、枳實、芒硝、厚朴。

北西亥，勾陳湯，其氣補：人參、甘草、乾薑、白朮。

北東丑，咸池湯，其氣滑：滑石、冬葵子、瞿麥、茯苓。

南西未，神后湯，其氣澀：赤石脂、乾薑、禹糧石、粳米。

東南辰，天阿湯（一名軒轅湯），其氣宣：橘皮、半夏、桂枝、生薑。

西北戌，紫宮湯，其氣重：龍骨、牡蠣、桂枝、甘草。

（三）方例

1.病在表者兩劑：輕劑；宣劑。

（1）**輕劑**，輕可去閉，開營衛之氣也，麻黃、細辛之屬也，麻黃主解肺鬱，開衛氣，發汗止喘。細辛主咳逆，頭痛腦動，百節拘攣，風濕痺痛，溫中下氣，破痰利水，開胸中，除喉痺䶢鼻，風癇癲疾，下乳汁結。

【小方】麻黃甘草湯，治皮水，其脈浮，身腫，按之沒指，不惡風，其腹不鼓，當發其汗，治卒上氣，喘息欲死。

麻黃、甘草炙各 30g。

上 2 味，以水 1250ml，煮取 750ml，溫服 250ml，重覆取汗，不汗出再服，慎風寒。

【急方】還魂湯，救卒死，客忤死。

麻黃 60g，桂枝 50g，甘草 15g。

上 3 味，以水 2000ml，煮取 750ml，分令咽之。

【專方（亦名正方）】麻黃湯，治傷寒發熱，頭痛，身痛，腰痛，骨節痛，惡風，無汗而喘，脈浮緊者，青龍湯正方也。

麻黃 30g，甘草 15g，杏仁 70 枚，桂枝 30g。

【正加方】師傳麻黃湯，療上氣咳嗽，喉中水雞鳴，唾膿血腥臭。

麻黃 60g，桂枝 30g，炙甘草 30g，杏仁 30g，乾薑 50g。

上 5 味，以水 1750ml，煮取 525ml，溫服 175ml。

【變加方】越肺湯（一名越婢湯）治一身悉腫，脈浮，不汗出而渴，無大熱者。

麻黃 100g，石膏 125g，杏仁 50 枚，生薑 50g（切），大棗 15 枚，炙甘草 30g（方內杏仁補）。

上 6 味，以水 1500ml，煮取 750ml，分 3 服。治風水惡風，汗出而渴者，去杏仁加附子 1 枚炮。治皮水，一身面目悉腫，按之沒指，腹如鼓，不滿不渴，去杏仁，加白朮 62.5g。治肺腫，病人喘急，目如脫狀，脈浮大者，去杏仁，加半夏 125ml 主之。

【複方】《傷寒論》曰：太陽病得之八九日，如瘧狀，發熱惡寒，熱多寒少，其人不嘔，清便自可，一日二三度發，面反有熱色者，未欲解也，此其不得小汗出，身必癢，宜桂麻各半湯。

桂枝 30g，芍藥、生薑（切）、炙甘草、麻黃各 15g，杏仁 20 枚，大棗 4 枚。

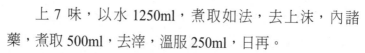

上 7 味，以水 1250ml，煮取如法，去上沫，內諸藥，煮取 500ml，去滓，溫服 250ml，日再。

【大方】大青龍湯，治傷寒表不解，心下有水氣發熱，乾嘔而咳，或渴或利，或小便不利，或噎，或少腹滿而喘者。（《傷寒論》名小青龍，今正之）。

麻黃、甘草、桂枝、乾薑、芍藥、細辛各 50g，五味子、半夏各 125g。

上 8 味，以水 1200ml，煮取 750ml，溫服 250ml。

【緩方】太陽中風或傷寒，脈浮緊，發熱惡寒，身體疼痛，不汗出而煩躁者，大越肺湯主之。

麻黃 100g，桂枝、芍藥、炙甘草、細辛、杏仁、生薑各 50g，大棗 12 枚，石膏如雞子大。

上 9 味，以水 2250ml，煮取 750ml，去滓，溫服 250ml，取微似汗佳。

【通方】發汗後不可更行桂枝湯，汗出而喘，無大熱者，可與麻黃杏仁甘草石膏湯，並治喘息，卒中風方。

麻黃 60g，杏仁 50 枚，炙甘草 30g，石膏 125g。

上 4 味，以水 1750ml，煮取 500ml，去滓，溫服 250ml。

（2）宣劑，所謂宣可祛鬱，調清濁，通經脈也，半夏乾薑之屬。半夏消胸膈心腹痰熱滿結，咳嗽上氣，心下急痛堅痞，時嘔逆。生薑主傷寒頭痛鼻塞，咳逆上氣，止嘔吐，久服去臭氣，通神明。

【小方】小半夏湯，療嘔噦，心下悸，痞硬不能食，氣噎不下食而嘔吐。

半夏250g（洗），生薑125g（去皮）。

上2味，以水1750ml，煮取375ml，去渣，分次服。

【急方】半夏加茯湯，療嘔噦，心下痞硬煮，以膈間有水氣，頭眩悸。

半夏250g，生薑125g（去皮），茯苓50g。

上3味切，以水1750ml，煮取375ml，去滓，溫分再服。

【專方】通氣湯，療飲食噎不下，或嘔涎沫，胸膈不理，臟腑所致，又治散發嘔吐。

生薑10g，半夏250g，橘皮、桂心各50g。

上4味，以水2000ml，煮取625ml，分溫3服。

【正加方】若臍下悸，欲作奔豚，於通氣湯加大棗12枚，生薑10g，半夏、橘皮、桂心各50g。

上5味，以水2000ml，煮取625ml，分溫3服。

【變加方】半夏厚朴湯，治胸內滿，心下堅，咽中如炙臠，吐之不出，咽之不下。

生薑、半夏、茯苓各62.5g，炙厚朴50g，大棗12枚，蘇葉30g。

上6味，以水1750ml，煮取625ml，分3服，相去如八九里。

【複方】療胸中痞塞氣滿，嘔逆不下食，腳下氣，腳下無力，或小便不利方。

桂皮、旋覆花各50g，生薑、茯苓各50g，蘇葉15g，香豆豉250g，大棗12枚。

上七味，以水2000ml，煮取625ml，分3服，如人

行八九里時。

【大方】大半夏湯，療胃反，不受食，食入即吐，又嘔吐心下痞硬。

半夏 500g（洗），人參、生薑、桂皮各 50g，大棗 12 枚，白蜜 250g。

上 6 味，以水 1750ml，煮取 625ml，去滓，次上火內蜜，更揚 50～200 下，煎 3～5 沸，溫分 3 服。

【緩方】茯苓白朮湯，主胸中之痰結及飲癖結臍下，弦滿嘔逆不得食，亦主風水。

半夏、生薑、橘皮各 62.5g，桂心、細辛、白朮、茯苓各 50g，炮附子 1 枚，當歸 30g。

上 9 味，以水 2500ml，煮取 750ml，去滓，分 3 服。

【通方】半夏湯，療心腹虛冷，不下食，胸中冷。

半夏 250g（洗），生薑 250g，橘皮 62.5g。

上 3 味，以水 2500ml，煮取 750ml，分 3 服。若心下急及心痛者，加肉桂 62.5g，其腹內痛，內當歸 62.5g，瘦弱老人服之佳。

2.治熱者二劑：清劑，滋劑。

（1）**清劑**者，清可存陰，制亢陽也，黃芩、梔子之屬也。黃芩主諸熱黃疸，腸澼下利。梔子療目赤熱痛，心胸二腸大熱，心中煩悶，胃中熱。

【小方】治腸中熱，腹中引痛，大便黃糜，補方。

黃芩 50g，大棗 12 枚。

上 2 味，以水 1250ml，煮取 500ml，再服。

【急方】治腸澼下痢，腹中強引痛，補方。

黃芩 50g，大棗 12 枚，芍藥 30g。

上 3 味，以水 1250ml，煮取 500ml，分再服。

【專方】治身熱胸脅滿，腹不痛，自下痢者，與黃芩湯，一名陰旦湯。

黃芩 50g，甘草 50g，芍藥 50g，大棗 12 枚。

上 4 味，以水 1500ml，煮取 750ml，溫服 250ml，日再夜 1 服。

【正加方】黃芩湯，證而有嘔者，加半夏 125g，若乾嘔食臭者，加生薑 37.5g。

【變加方】梔子湯，主天行一、二日，頭痛壯熱，心中熱者。

梔子 50g，豆豉 250g，黃芩 30g，蔥白（切）250g，石膏 62.5g，葛根 62.5g。

上 6 味，以水 1500ml，煮取 650ml，分 3 服如行八九里。

【複方】小柴胡湯，治傷寒中風五、六日，往來寒熱，胸脅苦滿，默默不欲飲食，心煩喜嘔，或胸中煩而不嘔，或渴或腹中痛，或脅下痞堅硬，或心悸，小便不利，或不渴，外有微熱或咳。

柴胡 80g，黃芩、人參、炙甘草、生薑各 30g，半夏 125g，大棗 20g。

上 7 味，以水 3000ml，煮取 1500ml，去滓，再煎減半，溫服 250ml，日 3 次。

【大方】療積年久患熱風方。

羚羊角屑、葛根、梔子各 100g，豆豉 250g，黃芩、

乾薑、芍藥各 50g，鼠尾草 30g。

上 8 味，以水 1750ml，煮取 625ml，分再服。

【緩方】柴胡桂枝湯，治傷寒六、七日，發熱微惡寒，關節煩疼，微嘔，心下支結，外證未去者，又治心腹卒急痛。

柴胡 90g，黃芩、人參各 25g，半夏 100g，甘草 15g（炙），桂枝、芍藥、生薑各 40g，大棗 6 枚。

上 9 味，以水 1750ml，煮取 750ml，溫服 250ml。

【通方】梔子豉枳實大黃湯，療酒癉者，心中懊憹，或熱痛。又大病瘥後，勞復者，梔子豆枳實湯主之，有宿食者，加大黃主之。

梔子 10 枚，香豆豉 250g，枳實半枚，大黃 15g。

上 4 味，以水 1500ml，煮取 500ml，溫服 175ml 許。

（2）滋劑，滋可已燥，調血脈也，阿膠生地黃之屬是也。阿膠主心腹內崩勞極，灑灑如瘧，腰腹痛，四肢痠痛，女子下血，安胎。生地黃治折跌，絕筋傷中，逐血痹，填骨髓，長肌肉。

小方，小膠艾湯，療吐血衄血，婦人傷胎去血，腹痛。

阿膠 30g，炙艾葉 30g。

上 2 味，以水 1250ml，煮取 625ml，分 3 服。

【急方】治卒爾吐血衄血，心胸煩滿喘氣者。

阿膠 30g，艾葉 30g，乾薑 30g。

上 3 味，以水 1250ml，煮取 500ml，溫服 250ml。

【專方】小朱雀湯，治丈夫從高墜下，傷五臟，微者

唾血，甚者吐血，及金創傷絕崩中，療婦人產後崩中傷，下血過多，虛喘，腹中絞痛，下血不止，服之悉癒。

阿膠、乾薑各 30g，艾葉、地黃各 50g。

上 4 味，以水 2000ml，煮取 750ml，去滓，入膠令烊，分 2 服，羸人 3 服。

【正加方】柏葉湯，治吐血，內崩上氣，面如土方。

乾薑、阿膠、柏葉各 30g，艾葉 15g，馬通汁 250ml。

上 5 味，以水 1250ml，煮取 250ml，內馬通汁及膠，待膠烊盡頓服。

【又方】療妊娠二、三月至八、九月，胎動不安，腰痛，已有所見方。

阿膠、艾葉各 50g，川芎、當歸各 30g，甘草 22.5g。

上 5 味，以水 2000ml，煮取 750ml，分 3 服。

【變加方】伏龍肝湯，主吐血衄血。

伏龍肝 125g，乾地黃、乾薑、牛膝各 30g，阿膠、甘草（炙）各 50g。

上 6 味，以水 2500ml，煮 5 味取 750ml，去滓，內膠，更上火令膠烊已，分 3 服。

【複方】治下血日久不止者，其人瘦弱，面無華色，身熱惡寒，心中動悸，虛煩不得眠，或少腹痞滿，小便不利，大便鴨溏，身浮腫，黃土湯主之。

伏龍肝 125g，炙甘草、乾地黃、白朮、炮附子、阿膠、黃芩各 30g。

上 7 味，以水 2500ml，煮伏龍肝至 2000ml，去滓，內 5 味藥，煮取 750ml，復去滓，後下膠令烊，分溫再

服，日 2 次。

【緩方】炙甘草湯，治虛勞不定，汗出而悶，脈促結，行動如常，不出百日死，危急者 20 日死。

炙草、桂枝、生薑各 50g，生地 250g（切），大棗 30 枚，麻仁 125g，阿膠、人參各 30g。

上 9 味，以清酒 1750ml，水 2000ml，煮取 1500ml，每服 500ml，日 3 服。

【大方】大膠艾湯，主男子傷絕，或高墜下，傷五臟，微者嘔血，甚者吐血，及金創經內絕方。此方正主婦人產後崩中，傷下血多，虛喘欲死，腹痛血不止者，服之甚良。

阿膠、艾葉、芍藥、乾地黃各 50g，乾薑、當歸、炙甘草、川芎各 30g。

上 8 味，以水 2000ml，煮取 750ml，去滓，內膠令烊，分再服，羸人 3 服。

【通方】柏皮湯，療熱病久下痢膿血，心中煩不得臥。

阿膠 30g，梔子 20 枚，黃連、黃柏各 50g。

上 4 味，以水 1500ml，煮取 750ml，分 3 服。

3. 病屬實證者二劑，邪氣盛則實也：滑劑；瀉劑。

此二劑者，但列方之目次大小，不同他例，以五臟自稟不同耳。

（1）**滑劑**者，所謂滑可祛著，以祛臟腑積滯之氣也。

【肝著】旋覆花湯主之，常欲蹈其胸上，先未苦時，但欲飲熱。

旋覆花 50g，蔥葉 14 莖，新絳少許。

上 3 味，以水 750ml，煮取 250ml，頓服。

【中惡客忤垂死者】華佗療中惡客忤短氣垂死者，韭根湯主之。

韭根 50g，烏梅 10 枚，茱萸 125g。

上 3 味，以勞水 2500ml 煮之，內病人櫛於中，煮 3 沸，櫛浮者生，沉者死，取得 750ml，分 3 服。

【心下痞，諸逆，心懸痛】桂枝生薑枳實湯主之。

上 3 味，以水 1500ml，煮取 750ml，分 3 服。

【胸痺之為病】喘息咳唾，胸背痛，寸口脈沉遲，關上小緊數，瓜蔞薤白白酒湯主之。

瓜蔞實 1 枚搗，薤白 125g，白酒 1750ml。

上 3 味同煮，取 500ml，分溫再服。

【腎著之為病】其腰以下冷痛，腰重如帶五千錢，腎著湯主之。

茯苓、乾薑、炙甘草各 50g。

上 3 味，以水 1250ml，煮 750ml，分溫 3 服，腰中即溫。

【跌仆瘀血在內者】桃仁大黃桂心湯主之。

桃仁 60 枚（打），大黃 100g，桂心 30g。

上 3 味，以水 1250ml，煮取 500ml，分溫 3 服。

【腹中痛而閉者】厚朴三物湯下之則癒。

厚朴 120g，大黃 62.5g，枳實 5 枚。

上 3 味，以水 2750ml，先煮枳朴二味，得 1250ml，次內大黃煮得 750ml，服 250ml，得利則止。

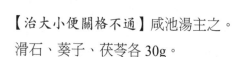

【治大小便關格不通】鹹池湯主之。

滑石、葵子、茯苓各 30g。

上 3 味，以甘瀾水 1250ml，煮取 250ml，頓服。

（2）**瀉劑**，所謂瀉可去盛，邪氣盛者，是臟腑失調，有餘之氣也。以下諸方，抄自陶弘景《五臟用藥法要》。

【瀉肝湯】療肝氣實，善怒，兩脅下痛，痛引少腹，氣逆則耳聾頰腫。

芍藥、枳實各 50g，生薑 30g，炙甘草 30g。

上 4 味，以水 1000ml，煮取 500ml，分再服，耳聾頰腫，加大黃、黃芩各 15g，即大湯也，水則倍之，煮如上法。

【瀉心湯】療心氣實，心下堅痞，驚悸不定，甚則吐血衄血，口舌生瘡。

黃連、黃芩各 50g，大黃、芍藥各 30g。

上 4 味，以水 1000ml，煮取 500ml，分再服。口舌生瘡者，加乾薑、甘草各 30g，水則倍之，服如上法，即大湯也。

【瀉脾湯】療脾氣實，身重善飢，肌肉萎，甚則足痿不收，行善瘛瘲，腳下痛。

炙厚朴、乾薑各 50g，黃芩 30g，甘草 30g。

上 4 味，以水 1000ml，煮取 500ml，分 4 服。若足不收，腳痛者加大黃、枳實各 30g，水則倍之，煮服如上法，即大湯也。

【瀉肺湯】療肺氣實，咳喘上氣，憑胸仰息，甚則汗出憎風，口苦咽乾。按末八字當作「腹滿便難，口渴咽

乾」。

葶藶子（熬黑打如泥）、大黃各 50g，枳實、乾薑各 50g。

上 4 味，以水 1000ml，煮取 750ml，分 3 服。其汗出憎風，口苦咽乾者，加炙黃芩、甘草各 30g，水則倍之，煮服如上法，即為大湯也。

【瀉腎湯】療腎氣實，小腹脹滿，小便不利，或溺下血，甚則腰痛，不可俯仰。

茯苓、炙甘草各 50g，黃芩、大黃各 50g。

上 4 味，煮如上法。其腰痛不可俯仰者，加乾薑、炒枳實各 30g，則為大湯也。

【瀉心包湯】療心包積熱，身煩熱，心中懊憹，不得眠，或少氣，或嘔吐，或心下窒痛者，補方也。

梔子 20 枚，香豆豉 250g，炙甘草 30g，生薑（切） 30g。

上 4 味，以水 1000ml，煮取 500ml，分再服。若心下堅而窒痛，加枳實、大黃各 30g，並主赤白帶下，水則倍之，煮如上法，即為大湯也。

（四）陰綜

1.病在裏者二劑：收劑；重劑。

（1）**收劑**，所謂收可止耗，斂魂魄也，石膏酸棗之屬。石膏主中風寒熱，心下氣滯，口乾舌焦，不能息，大汗出。酸棗主心煩不得眠，臍上下痛，心轉久曳，虛汗煩渴。

【小方】治發熱而渴者，補方。

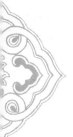

石膏 125g，知母 50g。

上二味，以水煮取 500ml，分再服。

【急方】補。

石膏 125g（打），知母 50g，甘草 50g。

上 3 味，以水 1500ml，煮取 500ml，分再服。

【專方】白虎湯，治一身大熱，煩渴，大汗出，每飲水數升，脈洪大者。

石膏打 250g，知母 100g，炙甘草 50g，粳米 12.5g。

以水 3000ml，煮米熟訖，去米，次內諸藥，煮取 500ml，分作 3 服。

【正加方】太陽中熱渴者，其人汗出惡寒而渴，上方加人參 50g，名白虎加人參湯，煮如上法。

變加方，知母鱉甲湯，療溫瘧壯熱，不能食。

石膏（打）62g，竹葉 250g，知母、炙鱉甲、地骨皮各 50g，常山 30g。

上 6 味，以水 1750ml，煮取 750ml，分 3 服。

【複方】竹葉石膏湯，治虛羸少氣，煩熱不息，口乾渴，或乾嘔。

石膏（打）250g，竹葉 50g，半夏 125g，人參 30g，甘草 30g，麥門冬 250g，粳米 125g。

上 7 味，以水 2500ml，煮取 750ml，溫服 250ml，日三夜一。

【大方】治虛勞汗出不得眠方。

石膏（煆）62g，酸棗仁（打）75g，知母、桂枝、生薑、甘草各 30g，茯苓、人參各 15g。

上 8 味，以水 2250ml，煮取 750ml，溫服 250ml，日 3 服。

【通方】常山湯，救療一切瘧。經云：夏傷暑，秋病瘧，故列入此。

石膏（打）12.5g，竹葉 15g，糯米 100 粒，常山 50g。

以水 2000ml，明旦欲服，今晚納銅器中，置星月下高淨處，橫一刀子於其上，向明取藥，於病人房門前，緩火煮取 750ml，分 3 服，日出一，臨發一，若即定，不需後服。取藥滓、石膏置心上，餘 50ml 置左右手足心，甚效。

（2）**重劑**，所謂重可止怯，寧神志也，牡蠣、龍骨之屬是也。牡蠣療虛熱去來不定，煩滿汗出，心痛氣結，止渴去老血，療先天或藥物傷損，驚狂煩躁，幻覺不眠。龍骨療小兒大小驚狂癲癇狂走，治煩驚失精，止衰脫。

【小方】治煩熱汗出，腹動悸，補方也。

煅牡蠣、煅龍骨各 50g。

上 2 味，以水 750ml，煮取 500ml，再服。

【急方】治凡吐下後，腹中氣上衝，煩熱不安，不勝動轉方。

煅牡蠣、煅龍骨各 50g，桂枝 15g。

上 3 味，以水 1250ml，煮取 600ml，溫服 200ml，日 3 服。

【正方】紫宮湯，療火逆，下之或因燒針煩躁者，治陰虛自汗出，心腹動悸不安者。

煅牡蠣、煅龍骨、炙甘草各 50g，桂枝 15g。

上 4 味，以水 1500ml，煮取 600ml，溫服 200ml，日 3 服。

【正加方】治身煩熱汗出口渴，心腹動悸，脈促結方，即與正方內加生地黃 50g，水煎服，服法如上方。

【變加方】病寒熱汗出，口舌乾燥，脈有結止者，此素有瘀血在內也，化為風熱，其氣上衝，胸中氣懣，時或心中急痛，常自頭目眩暈，善忘善怒，久發暴厥，名曰中風，則卒然而仆，生死轉側候也，此湯主之。

煅牡蠣、煅龍骨、炙甘草各 50g，生地 50g，射干 50g，川芎 30g。

上六味，以水 1750ml，煮取 500ml，分再服。

【複方】傷寒脈浮，醫以火迫劫之，汗必亡陽，驚狂，起臥不安桂枝去芍藥加龍牡蜀漆救逆湯主之，並治癲癇效。

桂枝 50g，炙甘草 50g，生薑 50g，蜀漆（洗去腥）50g，大棗 12 枚，牡蠣 75g，龍骨 62g。

上 7 味，以水 2000ml，先煮蜀漆減 1500ml，次內諸藥煮取 750ml，去滓，溫服 250ml。

【大方】師傳龍骨湯，療宿驚失態，忽忽喜忘，悲傷不樂，陽氣不起方。

龍骨、茯苓、桂心、遠志各 30g，麥門冬 30g，煅牡蠣、炙甘草各 50g，生薑 60g。

上 8 味，以水 1750ml，煮取 500ml，分 2 服。

【緩方】傷寒八、九日，下之，胸滿煩驚，反覆轉

側，起臥不安，譫語，小便不利，柴胡加龍骨牡蠣湯主之（據經驗，治瘋狂效）。

柴胡 62g，黃芩、生薑、龍骨、牡蠣各 25g，半夏 125g，大棗 12 枚，大黃 30g，茯苓 50g。

上 9 味，以水 3000ml，煮取 1500ml，溫服 500ml，日 3 服令盡。

【通方】治胸腹動悸，若有所著，頭目眩暈，行動不自持方，補方也。

煅牡蠣、龍骨各 50g，射干、川芎各 50g。

2.病屬寒者二劑：溫劑；滲劑。

（1）**溫劑**者，所謂溫可扶陽，以卻陰翳之氣也，桂心、吳萸之屬是也。桂利肝腎氣，主寒熱，諸冷疾，通十二經，宣百藥，已沖逆，止汗出。吳茱萸去冷痰，腹內㽲痛，諸冷，食不消，中惡，心腹痛，逆氣，利五臟。

【小方】治汗出過多後，其人心中悸，叉手自冒心，欲按者。

桂枝 60g，甘草 30g。

上 2 味，以水 1500ml，煮取 500ml，頓服。

【急方】治心中悸而痞，欲嘔者，補方也。

桂枝 60g，炙甘草、生薑各 50g。

上 3 味，以水 500ml，煮取 250ml，頓服之。

【專方】陽旦湯也，仲景名桂枝去芍藥湯，治太陽病下後，脈促，胸滿者。張師療中風、汗出、乾嘔。補曰：陽虛之人，外則營衛不諧，自汗出，每怯風寒，內則胃氣衰冷，不勝涼硬飲食方。

桂枝 50g、炙甘草 30g，生薑 30g，太棗 12 枚。

上 4 味，以水 1500ml，煮至 750ml，去滓，每服 250ml，日 3 服。

【正加方】若發熱，脈浮緩，自汗出，鼻鳴，乾嘔，惡風者，名曰中風，上方加芍藥 50g，為桂枝湯主之。

【變加方】小建中湯，治虛勞裏急，悸衄，腹中痛，夢失精，四肢痠痛，手足煩熱，咽乾燥。

桂枝 50g，炙甘草 50g，芍藥 100g，生薑 50g，大棗 12 枚，膠飴 250g。

上 6 味，以水 1750ml，煮取 500ml，去滓，內飴，更上火消解，溫服 250ml，日 3 服。

【複方】吳茱萸湯，治胸中積冷，心嘈煩，滿汪洋，不下飲食，心胸膺背痛。

吳茱萸 50g，半夏 62g，人參、桂心各 50g，甘草 15g，生薑 75g，大棗 20 枚。

上 7 味，以水 2000ml，煮取 750ml，去滓，分 3 服，日 3 次。

【大方】大建中湯，治虛勞寒癖，飲在脅下，決決然有聲，飲已如從一邊下，決決然也，有頭足衝皮起，引兩乳內痛，裏急善夢，失精，氣短，目恍恍惚惚。

蜀椒 50g，半夏 250g，生薑 250g，炙甘草 30g，人參 50g，桂心、芍藥各 50g，飴糖 250g。

上 8 味，以水 2500ml，煮取 750ml，去滓，內飴令烊，服 175ml。

【緩方】薑椒湯，治胸中聚痰飲，飲食減少，胃氣不

足，咳逆嘔吐方。

薑汁 175ml，蜀椒 22g，桂心、附子、甘草各 15g，橘皮、桔梗、茯苓各 30g，半夏 50g。

上 9 味，以水 2250ml，煮取 625ml，去滓，內薑汁，重煎，取 500ml，分 3 服。

【通方】四逆湯，治嘔吐清冷，下利完穀，脈微細，四肢厥冷方。

乾薑 50g，附子 1 枚，炙甘草 30g，人參 30g。

上四味，以水 750ml，煮至 300ml，再服。

（2）**滲劑**，所謂滲可袪濕，以興意志也，茯苓朮之屬是也。茯苓利小便，止心悸，消渴，好睡，大腹淋瀝，膈中痰水，水腫淋結，伐腎邪。朮主風寒濕痹，消痰水，逐皮間風水，結腫，除心下急滿。

【小方】主口渴小便不利，補方也。

茯苓 60g，甘草 30g。

上 2 味，以水 750ml，煮取 250ml，頓服。

【急方】主口渴，小便不利，心下動悸，振振然不自持，補方。

茯苓 60g，甘草 30g，桂枝 30g。

上 3 味，以水 1000ml，煮取 250ml，頓服。

【專方】小真武湯，治小便不利，留飲伏飲，發則心脅脹滿，氣上衝胸，起則頭眩，悉主之方。

茯苓 60g，桂枝 50g，炙甘草、白朮各 30g。

上 4 味，以水 1500ml，煮取 750ml，分 3 服。

【正加方】五苓散，傷寒或內傷，脈浮，小便不利，

微熱消渴者，此方主之。

茯苓、豬苓、白朮各 30g，澤瀉 25g，桂枝 7g。

上 5 味，共為散，每服 5g，日 3 次，白飲下，多飲暖水，取汗。

【變加方】桂枝加茯苓朮湯，《傷寒論》云：服桂枝湯，或下之，仍頭項強痛，翕翕發熱，無汗，心下滿，微痛，小便不利者，桂加茯苓朮湯主之。

桂枝 50g，炙甘草 30g，生薑 30g，大棗 12 枚，茯苓、白朮各 50g。

上 6 味，以水 1750ml，煮取 1250ml，溫分 3 服。

【複方】茯苓澤瀉湯，治消渴脈絕，胃反吐食，渴欲飲水者。

茯苓 125g，澤瀉 62g，炙甘草 15g，桂枝 30g，白朮 50g，生薑 62g，小麥 75g。

上 7 味，以水 2500ml，先煮小麥，取 1250ml，去滓後，內諸藥，再煮取 500ml，溫服 200ml，日 3 服。

【大方】大真武湯，《傷寒論》云：小陰病二、三日不已，至四、五日，腹痛，小便不利，四肢沉重疼痛且下利者，此為有水氣，其人或咳或小便利嘔主此湯。

茯苓 50g，芍藥、生薑各 50g，白朮 30g，附子 2 枚（炮），細辛、五味子各 15g，甘草 50g（炙）。

上 8 味，以水 2000ml，煮取 1500ml，去滓，溫服 175ml，日 3 服。

【緩方】白朮茯苓湯，主胸中結痰，飲癖在臍下，弦滿嘔逆不得食，亦主風水。

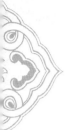

武當方藥精華

白朮 75g，茯苓 50g，橘皮、當歸、炮附子各 30g，生薑、半夏、桂心、人參各 62g。

上 9 味，以水 2500ml，煮取 750ml，分 3 服。

【通方】甘草附子湯，治風濕，骨節疼煩，掣痛，得不屈伸，近之則痛劇，汗出短氣，小便不利，惡風，不欲去衣，或身微腫，或一身流腫者。

桂枝 62g，炙甘草，白朮各 30g，附子 1 枚（炮）。

上 4 味，以水 1500ml，煮取 750ml，去滓，溫服 250ml，日 3 服。初服得微汗則解，能食，汗出復煩者，服 125ml。

3.病屬於虛者二劑：補劑；澀劑。

（1）**補劑**，補可已弱，弱虛也。經云：精氣奪則虛。此等諸方，因五臟所管不同，故只列大小，不列他等類名也。

【補肝湯】治肝氣不足，脅下滿，筋急，不得嘆息，四肢厥冷，疝瘕上搶心，心腹中痛，兩目不明方。

桂心 50g，細辛 30g，小麥 125g，炙甘草 30g，炮烏頭 4 枚，防風、蕤仁、茯苓各 30g，大棗 24 枚，皂礬 15g。

上 10 味，以水 2500ml，煮取 1250ml，分 3 服。前 5 味共為小湯，療肝氣不足，兩脅下痛，痛連少腹，善恐，目恍恍無所見，耳有所聞，心澹澹然，如人將捕之，水法則半數可也。

【補心湯】治心氣不足，多汗，心煩，獨語多夢，不自覺，咽喉痛，時吐血，舌本強，水漿不通。

麥門冬 50g，人參、茯苓、桂心、甘草（炙）、紫菀各 30g，秫米 150g，大棗 3 枚，紫石英 12g。

上 9 味，以水 2500ml，煮取 600ml，弱人 3 取，強人再服。

【補脾湯】治脾氣不足，不欲食，食留腹中，或上或下，煩悶欲吐，吐已即脹滿不消，噫氣腥臭，發熱，四肢腫而苦下身重，不能自勝方。

大棗 100 枚，麻子仁 75g，乾薑、炙甘草、白朮各 30g，桑白皮、黃連、禹糧石各 30g。

上 8 味，以水 2500ml，煮取 1250ml，去滓，得 725ml，日 1 服，3 日令盡。前五味即小湯，治脾病善飢，腹滿腸鳴，飧瀉，食不化，水則減半可也。

【補肺湯】治肺氣不足，逆滿上氣，咽喉悶塞短氣，寒從背起，口如含霜雪，語言失聲，甚者吐血方。

五味子 50g，麥門冬 250g，粳米 75 g，桑根白皮 250g，乾薑 30g，款冬花 15g，桂心 30g，大棗 24 枚，鐘乳石 50g。

上 9 味，以水 2500ml，先煮大棗、桑皮、粳米 5 沸後，內諸藥，取 750ml，分 3 服。前五味即小湯，水則用大湯之半可也，治少氣不足息者。

【補腎湯】治腎氣不足，心中悒悒而亂，目視恍恍，心懸少氣，陽氣不足，耳聾，目前如星火，消渴，疽痔，一身悉癢，骨中痛，少腹拘急，乏氣，咽乾，唾如膠，顏色黑方。

玄參 30g，牡丹皮 50g，大豆 50g，五味子 30g，炙甘

草 30g，附子（炮）1 枚，防風、桂枝、生薑、磁石各 30g。

上 10 味，以水 3000ml，銅器內揚 200 遍，內藥煮取 1500ml，去滓，更重煎得 700ml，分 3 服。

【五補湯】主五臟虛竭，短氣，咳逆，傷損，鬱鬱不足，下氣，通精液。

麥門冬、小麥、粳米、地骨皮、薤白、人參、五味子、桂心、炙甘草各 30g，生（薑）切 125g。

上 10 味，以水 3000ml，煮取 750ml，分 3 服，口乾，先煮竹葉 15g，減 250ml，內藥中。

（2）**澀劑**，所謂澀可止脫，以葆精氣之也，石脂、龍骨之屬是也。諸脫之救以生死旦夕，故皆急方也。

【血脫】血脫者色白，天然不澤，其人或從金瘡，或從跌損，或從內衂出血不止，婦人產後崩中，起死人方。

羊肉 250g，當歸、乾薑各 75g。

上 3 味，以水 2000ml，煮取 750ml 訖，別搗生地黃 500g，取其汁，將上湯共煮至 1000ml，溫服 250ml，1 日夜盡之，神良。

【脈脫】脈脫者，其脈空虛，通脈四逆湯主之。

炙甘草 30g，附子大者 1 枚，乾薑 60g。

上 3 味，以水 750ml，煮取 300ml，分再服。脈不出者，加人參 30g。

洞下完穀，入而即出，或下利便膿血不止者，桃花湯主之。

赤石脂 250g，乾薑 50g，粳米 250g。

上 3 味，以水 1750ml，同煮，待米熟去滓，更納石脂末方寸匕，溫服 175ml，日 3 服。

【津脫】津脫者，腠開，汗大瀉。

麻黃根、黃蓍各 30g，小麥 250g。

上 3 味，以水 1500ml，煮取 500ml，分再服。

【精脫】精脫者，耳聾，韭子湯主之。

韭子 250g，煅龍骨 50g，赤石脂 50g。

上 3 味，以水 750ml，煮取 375ml，分 3 服。

【氣脫】氣脫者，目不明，補方。

人參、桂心各 30g，栗仁 3 枚。

上三味，以水 1250ml，煮取 500ml，每服 250ml。

津脫、液脫者，骨屬屈伸不利，腦髓消，皮膚枯，補方。

石蜜、阿膠、附子各 50g。

上 3 味，以水 1250ml，煮取 750ml，去滓，內膠烊已，再服。

【魂脫】目不瞑，識如醉，補方。

萸肉 50g，苦酒 500ml，細辛 30g。

用苦酒煮 2 味，得 250ml，頓服，頻作之。

【魂脫】息如奔，形如狂，補方。

桂心 50g，細辛 30g，雞子白 3 枚。

以水 750ml，煮桂細辛得 250ml，待稍冷，內入雞子白，攪令相得，頓服。

【神脫】語無倫，形無覺。

人參 50g，炙甘草、五味子各 30g（飴糖 30g）。

上 3 味，以水 750ml，煮取 250ml，頓服。

按《神農本草經》云：「本經志藥三百六十五種，以合周天屆年之數，類分三品，各百二十，上品是養生延年藥，中品是遏病補贏藥，下品是辟邪破積藥。」此云者，殆單指藥性而言。

陶隱居《用藥法要》云：「昔伊尹依《神農本草經》撰《湯液經》三十卷，方分三部，上部是服食頤養方，中部是祛疾療病方，下部是外創癰疽等方。每部凡百二十首，共合三百六十首，亦應周天之數也。」

《道經》云：「人法地，地法天，天法道，道法自然。」「夫日月相推，寒暑往還，四時行，萬品章，天人之際，其為數也，抑何微哉！湯液經法，久稱湮亡，而《素問》《靈樞》在，是其規矩、準繩未失也。《玉函》《千金》《肘後》《外台》在，而其跡象、聲容仍存也。藉藏內府，非求草野，坏失而范在，兔脫而蹄留，乃亡而未亡也。余酷嗜此道，嘗技四十餘年，依大易之數，籌算綜歸，得方一百二十，用藥亦一百二十，矧《湯液經》三之一歟，稿凡八修，功耗二稔，引據必係壁文，補亡何妨冬宮？若謂可覆一瓿。耳順之歲，風過歎息，久修淨業，人我已忘，則何尤焉。是謂之跋。」

二、湯液經法十二神方

（一）四正方

●東方卯，其氣散，其宿角亢氐房心尾箕，合 75 度，應於春，其神色芒，其獸青龍。

小青龍湯治一身盡疼痛，無汗而喘。

麻黃 50g，桂枝 30g，杏仁 70 枚，甘草 30g。

大青龍湯治作寒發汗已，表不解，心下有水氣，其人乾嘔發熱而咳，或渴，或利，或噎，或小便利，少腹滿期而喘頭痛者。

麻黃 50g，桂枝 50g，五味子 62g，乾薑 50g，半夏 62g，細辛 30g，甘草 30g，芍藥 15g。

●西方酉，其氣收，其宿奎婁胃昂畢嘴參，合 80 度，應於秋，其神蓐收，其獸白虎。

小白虎湯治傷寒發熱汗自出，口渴，口舌乾燥欲飲水者。石膏 250g，知母 30g，甘草 30g，粳米 150g。

大白虎湯治傷寒表解後，虛弱少氣自汗出，氣逆欲吐，凡病虛弱自汗，少氣而咳，口舌乾渴者。

石膏 250g，麥門冬 250g，甘草 30g，粳米 125g，竹葉 15g，半夏 125g，人參 30g，生薑 30g。

●北方子，其氣滲，其宿斗牛女虛危室壁，合 98 度，應於冬，其神玄冥，其獸玄武。

小玄武湯治短氣小便不利，此積飲也，其人腹動悸，目眩身重。

茯苓 62g，桂心 50g，白朮 50g，甘草 30g。

大玄武湯病者脈微身倦，腹痛，小便不利，四肢重痛疼，自下利者，此為有水氣。

茯苓 62g，桂心 50g，白朮 30g，附子 1 枚（炮），乾薑 30g，芍藥 30g，甘草 30g，大棗 12 枚。

●南方午，其氣滋，其宿井鬼柳星張翼軫，凡 120 度，

應於夏，其神祝融，其獸朱雀。

小朱鳥湯治精血虛少，脈微細，其人煩熱不得臥，或吐血下血者。

黃連 30g，黃芩 15g，梔子 20 枚，阿膠 5g。

大朱雀湯治吐衄下血，煩熱不安，或腹中痛方。

伏龍肝 125g，黃芩 15g，阿膠 5g，芍藥 30g，梔子 12 枚，乾薑 30g，生地 30g，甘草 30g。

右東北西南四正方。

（二）八維方

● 東北寅，其氣溫，日出之方也，男生於寅，故曰生門，寅動也。

小陽旦湯治陽虛者能熱不能寒，虛寒心痛。

桂心 30g，生薑 30g，大棗 12 枚，飴糖 125g。

大陽旦湯虛勞裏急，諸不足，氣力乏少，腹中冷痛，自汗而煩。

桂心 30g，大棗 12 枚，生薑 50g，芍藥 50g，黃耆 50g，人參 50g，甘草 50g，飴糖 250g。

● 西南申，其氣清，月之所出，女子生於申，陰氣始啟，魄戶也，申呻也。

小陰旦湯治陰虛者，能冬不能夏，發熱而利，腹中疼，腸中熱則便黃糜。

黃芩 50g，苦酒、甘草各 30g，大棗 12 枚。

大陰旦湯積熱在內，胸滿腹痛，時寒熱如瘧，作嘔不欲食方。

黃芩 50g，芍藥、甘草各 30g，大棗 12 枚，柴胡

50g，半夏 125g，生薑 30g，苦酒 125g。

●東南辰，其氣宣，帝之闕也，以朝百神，天之門也。辰振也，一名天阿。

小天阿湯治心下堅，胸中滿，咽中帖如有炙臠，吐之不出，咽之不下。

生薑 75g，粳米 250g，厚朴 50g，茯苓 30g。

大天阿湯治前證素或小便不通，舌上苔白如粉露，咽中乾澀而喜嘔，胸脅堅滿，背上楚楚者方。

生薑 75g，半夏 125g，厚朴 50g，茯苓 30g，橘皮 30g，蘇葉 30g，枳實 30g，甘草 30g。

●西北戌，其氣重，地之戶也，陽氣下潛，光明隱，夜已深，戌息也。

小紫宮湯治心中動悸，驚悸不安，精神恍惚方。

桂枝 50g，甘草 30g，龍骨（燒）30g，牡蠣 30g。

大紫宮湯療宿驚失志，忽忽喜忘，悲傷不樂，陽氣不起方。

茯苓、桂心各 15g，麥門冬 30g，牡蠣（燒）、甘草（炙）各 50g，半夏 15g，生薑 60g，龍骨 30g。

●南東巳，其氣洩，陽氣已極，陰精下降，大雨時行，巳己也。

小騰蛇湯治身熱汗出，氣盛腹滿大便不利者。

大黃 60g，厚朴 125g，枳實 5 枚，芒硝 75g。

大騰蛇湯發熱十日，脈浮而數，不大便，飲食如故。

厚朴 125g，甘草 50g，大黃 50g，大棗 12 枚，枳實 5 枚，桂枝 30g，生薑 75g，芒硝 75g。

●北東丑，其氣滑，陰極轉陽之位也，為帝之池廁也，轉水飲，除積穢，丑紐也。

小咸池湯治小便不利，渴而胃反者。

生薑 50g，茯苓 125g，桂枝 30g，甘草 30g。

大咸池湯治水氣漬入胃，頭眩暈，貿貿然，心中悸，時嘔吐，或頭面一身浮腫，此名氣水。

茯苓 125g，桂心 30g，生薑 50g，甘草（炙）30g，澤瀉 62.5g，白朮 30g，豬苓 30g，小麥 250g。

●南西未，其氣澀，固水穀之氣也，未味也，五穀成熟之時也。

小神後湯治下利完穀者。

赤石脂 125g，乾薑 30g，白朮 30g，粳米 125g。

大神後湯治完穀不化，腹滿消瘦，四肢冷者方。

赤石脂 125g，乾薑 50g，白朮 30g，粳米 125g，禹糧石 50g，附子炮 1 枚，人參 30g，大棗 12 枚。

●北西亥，其氣補，勾陳帝后之宮室也。亥閣也，深閉密藏地也。

小勾陳湯治吐利虛痞，喜唾方。

人參、乾薑、炙甘草各 50g，大棗 50 枚。

大勾陳湯治下利嘔吐，心下痞滿，腹中雷鳴痛方。

人參、炙甘草、生薑各 50g，半夏半升，黃連、黃芩各 30g，大棗 12 枚，乾薑 30g。

上十二小湯為正局，十二大湯為變局。正局者邪氣多實，變局者邪氣多虛。共為二十四方，用藥四十二味。

又藥對者十二。麻黃對石膏，桂枝對黃芩，黃連對附

子，知母對茯苓，白尤對大棗，人參對枳實，生薑對半夏，竹葉對細辛。

上《湯液經法十二神方》

（三）《傷寒論》探玄

是書理事兼備，體用並舉。為醫者不諳此書，則終身無由矣。觀看近年出土文物，《五十二病方》與《內經》十三方，皆組劑簡陋，僅為醫方之基礎爾。及乎沙流、武威文物醫簡，載方法度已擴，然與《傷寒論》相比，譬瓦礫與金丹也。

《傷寒論》方，精湛有序，深奧入微，變如盤珠，準如繩墨，斯真至人之作也。萬世之下，少能駕其上者，鸞鳳之儀，美無與待。

三、張仲景《五神方》

1.東方木帝，其神勾芒，其主蠱，其方通治諸痙病。

天麻、防風、天蟲各等份，共為細末，每以黃酒送10g。

【主治】破傷風，產後風，小兒臍風，痙咳，頓咳，喘，腰臀，疼痛，閃腰，癲癇，腦痙攣。

2.南方火帝，其神祝融，其主撲燈蛾（土元之雄也），其方通治諸瘀病。

大黃、乾漆各30g，土元10個，以酒煮半日，搗為丸，如桐子大，每服3丸。

【主治】諸血傷骨，內痛，產後瘀血諸症，中風後遺症，一切諸癆，內有乾血，經痛，經閉，產後不見月經。

3.中央黃帝，其神黃龍，其主土龍，其方通治諸痺。

蒼朮、地龍（土炒）、川烏各等份，共為細末，蜜丸如彈子，每服 2 丸，黃酒送下。

【主治】臂痛，腿痛，關節痛等。

4.西方金帝，其神蓐收，其主蜂，其方通治諸癧（結核）內癰。

浮黃蠟 30g，明礬 30g（研），雄黃 10g（研），將蠟熔化、入礬，雄黃拌勻為丸，綠豆大，每服 60～70 丸，開水送下，若服後嘔者，嚼食大蔥 1 根即不嘔。日 3 服。3 日後，日 1 服。硃砂為衣更效，外科聖藥哉。又作陀僧丸，即上方加陀僧。作膏外敷，可治肝炎。

5.北方水帝，其神玄冥，其主蛙，其方治一切水。

蟾蜍 1 隻，砂仁 15g，將砂仁塞入蛙腹，泥裏共焙。去泥，加五苓散 30g，共為細末。黃酒送服。

四、《武當秘傳二十八宿藥》

武當道教流傳二十八宿藥，甚是有所謂，故整訂之，述之如下：

東方七宿為青龍，皆能發汗，麻黃為主。

角木蛟：麻黃

亢金龍：葛根

氐土貉：防風

房日兔：桂

心月狐：細辛

尾火虎：檉柳

箕水豹：浮萍

北方七宿為玄武，皆可利痰水，白朮為主。

斗木獬：朮

牛金牛：車前子

女土蝠：半夏

虛日鼠：茯苓

危月燕：防己

室火豬：豬苓

壁水俞：澤瀉

西方七宿為白虎，皆能清降，石膏為主。

奎木狼：石膏

婁金狗：瓜蔞

胃土雉：代赭石

昴日雞：青葙子

畢月烏：知母

觜火猴：硫黃

參水猿：滑石

南方七宿為朱鳥，皆能瀉下，葶藶子為主。

井木犴：葶藶子

鬼金羊：大黃

柳土獐：商陸

星日馬：決明子

張月鹿：敗醬

翼火蛇：菟絲苗

軫水蚓：燈草

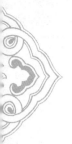

第二章 陶弘景祖師所撰
《輔行訣五臟用藥法要》

陶隱居曰：凡學道輩，欲求永年，先須祛痰。或有夙瘤，或患時恙，一依五臟補瀉法例，服藥數劑，必使臟氣平和，乃可進修內視之道。不爾，五精不續，真一難守，不入真景也。服藥祛疾，雖係微事，亦初學之要領也。諸凡雜病，服藥汗吐下後，邪氣雖平，精氣被奪，致令五臟虛疾，當即據證服補湯數劑以補之。不然，時日久曠，或變為損證，則生死轉側耳。謹將五臟虛實證候悉列於下，庶幾識別焉。

一、辨肝臟病證文

肝虛則恐，實則怒。

肝病者，必兩脅下痛，痛引少腹，令人善怒。虛則目恍恍有所見，耳有所聞，心澹澹然如人將捕之。氣逆則耳聾，頰腫。治之取厥陰，少陽血者。

邪在肝，則兩脅中痛，中寒，惡血在內，則行善瘛，節時腫。取之行間以引脅下，補三里以溫胃中，取耳間青脈以去其瘛。

肝德在散，故經云：以辛補之，酸瀉之；肝苦急，急食甘以緩之。適其性而衰之也。

小瀉肝湯：治肝實，兩脅下痛，痛引少腹迫急，時多

怒，乾嘔者方。

枳實（熬）芍藥　生薑各三兩

上三味，以清漿水三升，煮取一升，頓服。心中悸者，加甘草二兩，咳者，加五味子二兩；小便不利者，加茯苓二兩；下利赤白者，加黃芩二兩，或加薤白一升，先煮去滓，內諸藥，取如量。

大瀉肝湯：治頭痛目赤，時多恚怒，脅下支滿而痛，痛連少腹，迫急無奈者方。

枳實（熬）、芍藥各三兩，生薑（切）、甘草（炙）、黃芩、大黃各一兩。

上六味，以水五升，煮取二升，溫分再服。

小補肝湯：治憂疑不安，時多惡夢，氣上衝心，汗出，周身無力，頭目眩暈者方。

桂枝　乾薑　五味子各三兩　大棗十二枚，去核。

上四味，以水八升，煮取三升，溫服一升，日三服。心中悸者，加桂枝一兩半；衝氣盛者，加五味子一兩半；中滿者，去棗；心中如飢者，還用棗；咳逆頭痛者，加細辛一兩半；四肢冷，小便難者，加附子一枚炮；腹中寒者，加乾薑三兩；自汗出者，加桂枝二兩；脅下堅急者，去棗，加牡蠣四兩；噦逆者，去棗，加橘皮三兩；頭面四肢浮腫者，去棗，加黃耆三兩；苦消渴者，加麥門冬二兩。

大補肝湯：治夙曾跌仆，內有瘀血，或緣久勞，精血內虛，神疲肢緩，身時浮腫，心悸，汗出，氣自少腹上衝咽，胸脅苦滿，多痰飲，乾嘔，不能食，頭目眩暈，不能

武當方藥精萃

坐起者方。

桂枝、乾薑、五味子各三兩，大棗十二枚（去核），
旋覆花、代赭石（燒）、竹葉各一兩。

上七味，以水一斗，煮取四升，溫服一升，日三夜
一。

二、辨心臟病證文

心虛則悲不已，實則笑不休。

心病者，必胸內痛，脅下支滿，膺背肩胛間痛，兩臂
內痛。虛則胸腹脅下與腰相引痛。取其經手少陰、太陽及
舌下血者，其變刺郄中血者。

邪在心，則病心中痛，善悲，時眩仆，視有餘不足而
調之。

經云：諸邪在心者，皆心包代受，故證如是。

心德在軟，故經云：以鹹補之，苦瀉下；心苦緩，急
食酸以收之。

小瀉心湯：治卒得心痛，脅下支滿，氣逆攻膺背肩胛
間，不可飲食，食之反篤者方。

龍膽草、梔子（打）、鹽豉各三兩。

上三味，以酢三升，煮取一升，頓服，少頃，得吐即
瘥。

大瀉心湯：治暴得心腹痛，痛如刀刺，欲吐不吐，欲
下不下，心中懊憹，脅背胸支滿迫急不可耐者方。

龍膽草、梔子（打）、鹽豉各三兩，升麻、苦參、半
夏各一兩。

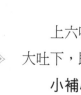

上六味，以苦酒三升，水二升，煮取，溫服一升。當大吐下，即瘥。

小補心湯：治胸痹不得臥，心痛徹背，背痛徹心者方。

瓜蔞一枚搗，薤白八兩，半夏半升。

上三味，以白酒七升，煮取二升，溫分再服。

大補心湯：治胸痹，心中痞滿，氣結在胸，時從脅下逆搶心，心痛無奈方。

瓜蔞一枚（搗），薤白、半夏（洗）各半升，桂枝一兩，枳實（熬）二兩，厚朴四兩，生薑二兩（切）。

上七味，以白酒一斗，先煮枳實、厚朴取五升，去滓，次內餘藥煮二、三沸，去滓，分溫三服。

心包氣實者，受外邪之動也，則胸脅支滿，心中澹澹大動，若車馬驚，面黃目赤，善笑不休，或口舌生瘡，或吐衄血。虛則血氣少，善怒，久不已，發癲仆。

小瀉心湯：治心氣不定，心中跳動不安，吐血，衄血。

黃連、黃芩、大黃各三兩。

上三味，以麻沸湯三升，漬一食頃，絞去滓，頓服。氣噎者，加生薑二兩；嘔者，加半夏二兩；汗出惡寒者，加附子一枚（炮）；腹痛下利膿血者，加乾薑二兩；目痛，口舌生瘡者，加枳實二兩。

大瀉心湯：治心中怔忡不安，時或哭笑，胸中痞滿，心中澹澹大動，口舌生瘡，面黃目赤，或吐血，衄血。

黃連、黃芩、大黃各三兩，芍藥、乾薑、甘草各一

兩。

上六味，以水五升，煮取二升，溫分再服。

小補心湯：治心虛，血氣停滯，胸中煩滿，時噎氣
出，時悲泣，心中動悸者方。

代赭石（燒赤，以醋淬三次）、竹葉、旋覆花、豉各
二兩。

上四味，以水五升，煮取二升，溫服一升，日三服。
怔忡驚悸不安者，加代赭石一兩半；煩熱汗出者，去豉，
加竹葉一兩半；身熱還用豉；心中窒痛者，加豉一兩半；
氣苦少者，加甘草三兩；心下滿者，去豉，加人參一兩
半；胸中冷而多噎者，加乾薑一兩半；咽中介介者，加旋
覆花一兩半；胸中支滿者，去豉，加厚朴四兩；咳者，去
豉，加五味子二兩；小便頻數者，加山萸肉二兩；心煩不
得眠者，加棗仁二兩。

大補心湯：治心虛，氣血滯痺，胸中煩滿，心悸不
安，咽中噎塞，脈結，汗出，痞滿不食，時眩仆，失溺者
方。

代赭石（燒赤，以醋淬三次）、旋覆花、竹葉、豉各
三兩，甘草、茯苓、桂枝各二兩。

上七味，以水一斗，煮取四升，溫服一升，日三夜一
服。

三、辨脾臟病證文

脾虛則腹滿，飧瀉；實則四肢不用，五臟不安。

脾病者，必身重，苦飢，肉痛，足痿不收，行善瘈，

腳下痛。虛則腹滿腸鳴，溏瀉，食不化。

邪在脾，則肌肉痛。陽氣不足，則寒中，腸鳴，腹痛，陰氣不足，則善飢。皆調其三里。

脾德在緩，故經云，以甘補之，辛瀉之，脾苦濕，急食甘以燥之。

小瀉脾湯：治脾氣寒，身重不勝，四肢攣急而冷者方。

附子一枚（炮）、乾薑、甘草（炙）各三兩。

上三味，以水三升，煮取一升，頓服。腹痛者，加芍藥二兩；嘔者，加生薑二兩；咽痛者，加桔梗二兩；食已如飢者，加黃芩二兩；脅下偏痛有寒積者，加大黃二兩。

大瀉脾湯：治脾氣不行，善飢而食，食而不下，心下痞，脅下支滿，四肢拘急者方。

附子一枚（炮），乾薑、甘草（炙）各三兩，大黃、黃芩、芍藥各一兩半。

上六味，以水五升，煮取二升，溫分再服。

小補脾湯：治胸腹脹滿，飲食不化，嘔利並作，脈微者方。

人參、甘草（炙）、乾薑、白朮各三兩。

上四味，以水八升，煮取三升，溫分三服，日三次。若臍上築動者，去朮，加桂四兩；吐多者，去朮，加生薑三兩；下利多者，仍用朮；心中悸者，加茯苓二兩；渴欲飲者，加朮至四兩半；腹中滿者，去朮，加附子一枚（炮）；腹中痛者，加人參二兩；腹中寒者，加乾薑二兩。

大補脾湯：治腹脹大，堅如鼓，腹上青脈出，四肢消

瘦，大便時溏如鴨屎，小便短澀如藥汁，口乾，氣逆，鼻時衄血出者方。

人參、甘草（炙）、乾薑、白朮各三兩，枳實（熬）、芍藥、茯苓各二兩。

上七味，以水九升，煮取三升，溫分三服。

四、辨肺臟病證文

肺虛則鼻息不利，少氣；實則喘咳，憑胸仰息。

肺病者，必咳喘逆氣，肩息，背痛，汗出憎風。虛則胸中痛，少氣不能報息，耳聾，咽乾。

邪在肺，則皮膚痛，發寒熱，上氣喘，汗出，咳動肩背。取之膺中外輸，背第三椎旁，以手按之舒服，乃刺之，取缺盆以越之。

肺德在收，故經云：以酸補之，鹹瀉之，肺苦氣上逆，急食辛以散之，開腠理以通氣也。

小瀉肺湯：治胸中迫滿，咳喘，不可臥者方。

葶藶子（熬黑打如泥）、大黃、枳實各三兩。

上三味，以水三升，煮取二升，溫分再服。喉中水鳴聲者，加射干一兩，胸中痞滿者，加厚朴二兩；苦喘不汗出者，加麻黃二兩；食噎者，加乾薑二兩；矢氣不轉者，加甘草炙二兩。

大瀉肺湯：治胸中有痰涎，喘咳不得臥，迫滿，心下痞，時腹中痛者方。

葶藶子（熬）、大黃、枳實各三兩，乾薑、黃芩、甘草（炙）各一兩半。

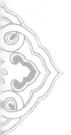

上六味，以水五升，煮取二升，溫分再服。

小補肺湯：治胸中積飲，咳而不利，喘不能息，鼻癃不聞香臭，口舌乾燥者方。

麥門冬、五味子、旋覆花各三兩，細辛一兩。

上四味，以水五升，煮取二升，溫分再服。胸中煩熱者，去細辛，加海蛤一兩；苦悶痛者，加細辛一兩；頭痛者，加細辛二兩；咳痰不出脈結者，加旋覆花二兩；苦眩暈者，去細辛，加澤瀉一兩；咳而吐血者，倍麥門冬為六兩；咳而咯血者，去細辛，加紫菀二兩；苦煩渴者，去細辛，加粳米二兩；鼻不利者，仍用細辛；口乾燥渴者，加麥門冬二兩；咽中痛者，去細辛，加桔梗二兩；咳逆作嘔者，加烏梅七枚。

大補肺湯：治肺痿，咳喘不利，鼻癃，胸中煩熱，心下痞，時吐血者方。

麥門冬、五味子、旋覆花各三兩，細辛一兩，生地黃、竹葉甘草各一兩半。

上七味，以水一斗，煮取四升，溫分四服，日三夜一。

五、辨腎臟病證文

腎氣虛則厥逆，實則腹滿，涇溲不利。

腎病者，必腹大脛腫，身重，嗜寢。虛則腰中痛，大腹小腹痛，尻陰股膝攣，足皆痛。

邪在腎，則骨痛，陰痹，陰痹者，按之不得。腹脹，腰痛，大便難，肩背項強痛，時眩仆。取之湧泉、崑崙，

視有餘血者，盡取之。

腎德在堅，故經云：以苦補之，甘瀉之，腎苦燥，急食鹹以潤之，至津液也。

小瀉腎湯：治腰脊中痛，小便赤小不利，少腹滿者方。

茯苓、黃芩、甘草各三兩。

上三味，以水二升，煮取二升，頓服。目下腫如臥蠶者，加豬苓二兩；眩暈者加澤瀉二兩；嘔者加半夏二兩；大便硬者，加大黃二兩；小便不利者，加枳實二兩；頭痛加桂心一兩；莖中痛者，加瞿麥一兩。

大瀉腎湯：治小便赤少不利，時溺血，大便難，少腹迫滿而痛，腰痛如折，不可轉側者方。

茯苓　黃芩　甘草各三兩，大黃、芍藥、乾薑各一兩半。

上六味，以水五升，煮取二升，溫分再服。

小補腎湯：治腎虛，小便遺失，或餘瀝，或夢中交媾，遺精不禁，骨痿無力，四肢清冷者方。

地黃、竹葉、甘草、澤瀉各三兩。

上四味，以水八升，煮取三升，日三服，若小便血者，去澤瀉，加地榆一兩；大便見血者，去澤瀉，加伏龍肝如雞子大；遺精者，易生地黃為熟地黃；小便冷，莖中痛者，倍澤瀉為六兩；少腹苦迫急者，去澤瀉，加牡丹皮一兩；小便不利者，仍用澤瀉；煩熱氣逆欲作風痙者，加竹葉二兩；腹中動悸者，加茯苓二兩；少腹鼓脹者，加澤瀉二兩；失溺及失精不禁不起者，去澤瀉，加山萸肉二

兩；少腹痞者，還用澤瀉；腰中痛者，去澤瀉，加杜仲二兩；腹中寒者，去澤瀉，加乾薑二兩；足脛清冷者，加附子一枚（炮）；心煩者，加竹葉二兩；腹中熱者，加梔子十枚、（打）。

大補腎湯：治骨痿，大便渾濁，時有餘瀝，或小便不禁，腰痛不可轉側，兩腿無力，不能行走，虛熱沖逆，頭目眩者方。

地黃、竹葉、甘草、澤瀉各三兩，桂枝、乾薑、五味子各一兩半。

上七味，以長流水一斗，煮取四升，溫分四服，日三夜一。

陶曰：有瀉方五首，以救諸病誤治致變者也。

瀉肝湯：救治血氣盛，內有瘀滯，或誤用吐法，或以酒醉，或以大怒，致令血氣並行於上，而生大厥，昏不識人方。

枳實（熬）、芍藥、代赭石（燒）、旋覆花、竹葉各三兩。

以水七升，煮取二升，溫分再服。心中懊憹者，加鹽豉一兩，易竹葉為竹茹；言語善忘者，加桃仁一兩。

瀉心湯：救誤用下法。其人陽氣素實，外邪乘虛陷入，致心下痞滿，飲食不化，乾嘔，腹痛，下利不止方。

黃連、黃芩、人參、甘草、乾薑各三兩。

以水七升，煮取三升，溫分再服。嘔甚者，加半夏一兩，易乾薑為生薑；下多腹痛者，加大棗二十枚。

瀉脾湯：救誤服過冷藥。其人衛陽不行，致腹中滿

脹，心氣內逆，時咽中嗆，唾寒不已方。

附子（炮）、乾薑、麥門冬、五味子、旋覆花各三兩
（一方有細辛三兩）。

以水七升，煮取三升，溫分再服，如人行十里時。若
痰吐不利者，易旋覆花為款冬花；喘者，加杏仁一兩。

瀉肺湯：救誤用火法。其人津液素少，血燥致肺痿，
胸中痞而氣短，迫急，小便反數赤方。

葶藶子（熬黑打如泥）、大黃、生地黃、竹葉、甘草
各三兩。

以水七升，煮取三升，溫分再服。少腹急者，加栗子
二十粒，莖中痛者，易甘草為白茅根一兩。

瀉腎湯：救誤用汗法。其人血氣素虛，衝氣盛，致令
其人心中動悸不安，汗出，頭眩，苦嘔逆，不能飲食，或
四肢逆冷，腹中痛方。

茯苓、甘草、桂枝、生薑、五味子各三兩。

以甘瀾水一斗，煮取五升，溫分再服。若腹中痛者，
易五味子為芍藥；氣衝如奔豚者，加鬱李仁一兩。

陶隱居云：救諸勞損病方五首，然綜觀其要義，蓋不
外虛候方加減而已。錄出以備修真之輔，拯人之危。其方
意深妙，非俗淺所識。緣諸損候，藏氣互乘，虛實雜錯，
藥味寒熱並行，補瀉相參，先聖遺奧，出人意表。漢晉以
還，諸名醫輩，張機、衛汜、華元化、吳普、皇甫玄晏、
支法師、葛稚川、范將軍等，皆當代名賢，咸師式此《湯
液經法》，愍救疾苦，造福含靈。其間增減，雖各擅其
異，或致新效，似亂舊經，而其旨趣，仍方圓之於規矩

也。

養生補肝湯：治虛勞，腹中堅澼，便閉不行方。

枳實（炒）二兩，韭（切）三兩，丹皮六兩，乾薑三兩，桃仁七枚，麻油二斤。

以水七升，先煮它藥五種訖法去滓，內麻油於內，折榆枝尺餘者數枚，攪油藥相得即止，乘溫分三服。

調神補心湯：治虛勞，心中煩悸，怢氣短，時吐衄血，神識迷妄方。

生地黃三兩（切），苦苣三兩（切），甘草（炙）六兩，大黃（熬）三兩，栗七枚（打、去皮），麥酒二升。

以水七升，同酒藥煮取四升，溫分四服，日三夜一。

建中補脾湯：治虛勞腹中攣急，四肢無力方。

桂枝三兩，芍藥六兩，甘草三兩，生薑切三兩，棗十五枚，飴二升。

以水七升，煮取五升，去滓內飴糖，更上火，煮取四升，溫分四服，日三夜一。

凝息補肺湯：治虛榮，胸中懊煩，汗出，氣逆方。

旋覆花、藿香各三兩，竹葉六兩，芍藥三兩，杏七枚，苦酒二升。

以水七升，同酒藥煮取四升，溫分四服，日三夜一。

固元補腎湯：治虛勞，腹痛，下利赤白不止方。

白朮三兩，附子（炮、大者）三枚，甘草（炙）、薤白各三兩，苦杏七枚，清漿五升。

以水二升，同漿藥煮取四升，去滓，溫分四服，日三夜一。

經云：毒藥攻邪，五菜為充，五果為助，五穀為養，五畜為益。爾乃大湯之設。今所錄者，皆小湯耳。

陶隱居云：依神農采錄，上中下三品之藥，凡三百六十五味，以應周天之度。諸藥之要者，可默契經方之旨焉。經云：在天成象，在地成形。天有五氣，化生五味，五味之變，不可勝數。今者約列二十五種，以明五行互含之。

味辛皆屬木，桂為之主。椒為火，薑為土，細辛為金，附子為水。

味鹹皆屬火，旋覆花為主。大黃為木，澤瀉為土，厚朴為金，硝石為水。

味甘皆屬土，人參為主，甘草為木，大棗為火，麥冬為金，茯苓為水。

味酸皆屬金，五味為主。枳實為木，豉為火，芍藥為土，薯蕷為水。

味苦皆屬水，地黃為主。黃芩為木，黃連為火，白朮為土，竹葉為金。

此二十五味，多療內損諸病。

主於補瀉者為君，數量同於君而非主故為臣，從於佐監者為佐使。

有大瀉諸散湯法：

肝：硫黃、白礬、雄黃各三兩，石膏、赭石、禹糧各一兩。

心：丹砂、赭石、禹糧各三兩，白礬、雄黃、石膏各一兩。

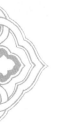

脾：陽起石、雄黃、石膏各三兩，赭石、禹糧、白礬各一兩。

肺：芒硝、禹糧、白礬各三兩，雄黃、石膏、赭石各一兩。

腎：乳石、石膏、赭石各三兩，禹糧、白礬、雄黃各一兩。

有治五勞五方：

肝勞： 雄黃、白礬、丹砂各三兩，羊肉六兩。

心勞： 禹糧、滑石、石英各三兩，馬肉六兩。

脾勞： 石膏、琅玕、硫黃各三兩，牛肉六兩。

肺勞： 硫黃、堊土、赭石各三兩，狗肉六兩。

腎勞： 陽起石、雄黃、石膏各三兩，豬肉六兩。

弘景曰：外感天行，經方之治，有二旦、六神大小等湯。昔南陽張機，依此諸方，撰為《傷寒論》一部，療治明悉，後學咸尊奉之。山林僻居，倉卒難防，外感之疾，日數傳變，生死往往在三五日間，豈可疏。今亦錄之。

小陽旦湯： 治天行，發熱，自汗出而惡風，鼻鳴乾嘔者。

桂枝、芍藥各三兩，甘草二兩，生薑二兩（切），大棗十二枚。

以水七升，煮取三升，溫服一升。即啜熱粥飯一器，以助藥力。稍令汗出，不可大汗，汗出則病不除也。取瘥止。日三服。若加飴一升，為正陽旦湯。

小陰旦湯： 治天行，身熱，汗出，頭目痛，腹中痛，乾嘔，下利者。

黃芩、芍花各三兩，甘草二兩（炙），生薑二兩（切），大棗十二枚。

以水七升，煮取三升，溫服一升，日三服。

大陽旦湯：治凡病汗出不止，氣息惙惙，身力怯，惡風涼，腹中拘急，不飲食，皆宜此方。

黃蓍五兩　人參　桂枝　生薑各三兩　甘草（炙）二兩　芍藥六兩　大棗十二枚　飴一升。

以水一斗，煮取四升，去滓。內飴，更上火，令烊已。每服一升，日三夜一服。

大陰旦湯：治凡病頭目眩，咽乾，乾嘔，食不下，心中煩滿，胸脅支滿，往來寒熱者。

柴胡八兩　黃芩　生薑　人參各三兩　甘草（炙）二兩　半夏一升洗　芍藥四兩　大棗十二枚

以水一斗二升，煮取六升，去滓。重上火緩煎之，取得三升，溫服一升，日三服。

小青龍湯：治天行，發熱惡寒，汗不出而喘，身疼痛，脈緊者。

麻黃三兩　杏仁半升　桂枝二兩　甘草一兩半。

以水七升，先煮麻黃，減二升，掠上沫。內諸藥，煮取三升，去滓，溫服八合。必令汗出徹身，不然恐邪不盡散也。

大青龍湯：治天行，表不解，心下有水氣，乾嘔，發熱而喘咳不已者。

麻黃（去節）細辛　芍藥　甘草（炙）　桂枝各三兩　五味子半升　半夏半升。

以水一斗，先煮麻黃，減二升，掠去上沫。內諸藥，煮取三升，去滓，溫服一升。

小白虎湯：治天行熱病，大汗出不止，口舌乾燥，飲水數升不已，脈洪大者。

石膏（如雞子大） 知母六兩 甘草（炙）二兩 粳米六合。

以水一斗，先煮粳熟訖去米。內諸藥，煮取六升，溫服二升，日三服。

大白虎湯：治天行熱病，心中煩熱，時自汗出，舌干，渴欲飲水，時呻嗽不已，久不解者。

石膏（如雞子大、打）麥門冬半升 半夏半升 甘草（炙）二兩 粳米六合 竹葉三大握 生薑二兩（切）。

以水一斗二升，先煮粳米，米熟訖去米。內諸藥，煮取六升。去滓，溫服二升，日三服。

小朱雀湯：治天行熱病，心氣不足，內生煩熱，坐臥不安，時下利純血如雞鴨肝者。

雞子黃二枚 阿膠三錠 黃連四兩 黃芩 芍藥各二兩。

以水六升，先煮三物，取三升，去滓。內膠，今烊盡。下雞子黃，攪令相得。溫服七合，日三服。

大朱雀湯：治天行惡毒，痢下純血，日數十行，羸瘦如柴，心中不安，腹痛如刀刺者。

雞子黃二枚 阿膠三錠 黃連四兩 黃芩 芍藥各二兩 人參三兩 乾薑二兩。

以水一斗，先煮五物，取六升，內醇苦酒二升，煮取四升。次內膠及雞子黃，攪令相得。溫服七合，日三服。

小玄武湯：治天行病，腎氣不足，內生虛寒，小便不利，腹中痛，四肢冷者。

茯苓　芍藥各三兩　白朮二兩　乾薑三兩　附子一枚（炮）。

以水八升，煮取三升，去滓，溫服七合，日三服。

大玄武湯：治腎氣虛疲，少腹中冷，腰背沉重，四肢冷，小便不利，大便鴨溏，日十餘行，氣惙力弱者。

茯苓三兩　附子一枚（炮）　白朮　芍藥　乾薑　人參　甘草（炙）各二兩。

以水一斗，煮取四升，溫服一升，日三夜一服。

弘景曰：陽旦者，升陽之方，以黃蓍為主；陰旦者，扶陰之方，以柴胡為主；青龍者，宜發之方，麻黃為主；白虎者，收重之方，石膏為主；朱雀者，清滋之方，雞子為主；玄武者，濕滲之方，附子為主。此六方者，乃六合之正精，升降陰陽，交互金木，既濟水火，乃神之劑也。張機撰《傷寒論》，避道家之稱，故其方皆非正名也，但以某藥名之，以推主為識耳。

神仙開五竅以救卒死中惡之方錄：

點眼方：治跌仆、閃腰、氣滯作痛，不可欠伸方。

礬石燒赤，取涼冷，研為細粉。每用少許以酢蘸目大眥，痛在左則點右眥，痛在右則點左眥，當大癢，螫淚大出則癒。

吹鼻方：吹鼻以通氣，諸凡卒死，息不通者，皆可用之。

皂角刮去皮絲，用淨肉，火上炙燥，如杏核大一塊，

細辛根等份，共為極細末。每用葦管吹鼻少許，得嚏則活也。

著舌方：治中惡，心痛，頃刻殺人。看其人唇紫者及指甲青冷者是。

硝石五錢匕　雄黃一錢匕。

共為極細末，著舌下，少許即定。隨涎咽下必癒。

啟喉方：治誤食諸毒及生冷硬物，宿積不消，心中疼痛方。

赤小豆、瓜蒂各等份。為散訖，加鹽豉少許，共搗為丸。以竹筷啟齒，溫水送入喉中，得大吐得癒。

熨耳方：救飲水過，小便閉塞，涓滴不通方。

燒湯一斗，入鹽豉一升，蔥白十五莖，莫令蔥太熟。勺湯指試不太熱，即灌耳中。令病者側臥，下以一盆著湯，承耳下薰之，少時小便通，立癒。

上五方，乃神仙救急之道。若六畜病者，可倍用之。

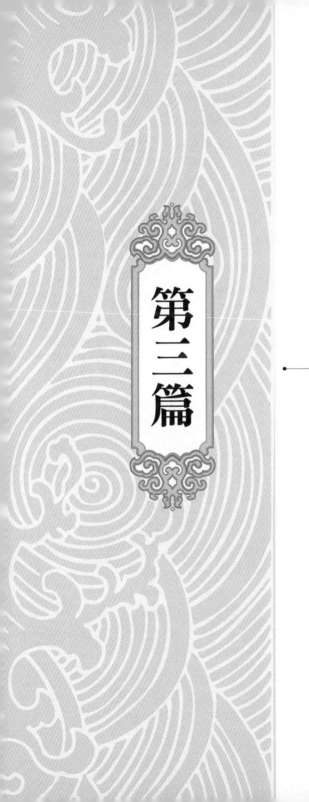

第三篇

武當道教醫
藥秘方簡介

武當方藥精華

第一章
武當道教醫藥八卦秘方

✳ 第一節　武當道教醫藥「乾卦」秘方

　　筆者見中醫方劑學分類，皆以汗、吐、下、和、溫、清、消、補等分類，而道教醫方則以八卦分類。八卦中的乾卦符號的產生，傳說是古人仰望天空，見遠處有幾道彩霞或白雲在浮動，於是使用（──）道直線畫出這霞和雲，以象徵天空，因此乾卦代表天，又因為古人以三代表多數，所以那麼多霞或雲，只畫出（☰）條，就能足以代表它們了。

　　乾為天，在天時，代表冰，在地理，代表西北方、京都，在人物代表父，在人事，代表剛建、勇武，在人體，代表首、骨，在時序，代表秋，在五色，代表大赤色，在屬性，代表陽性、男性。

　　（☰）「乾卦」，天也，陽也，首居上法天，鼻通呼吸以變生氣，人與天相通，全在於鼻，凡植物之頭皆聚於下，本地親下也，動物頭皆在上，本天親上也，三陽經皆聚於頭，故頭面獨不畏寒也，頭上之以皆屬太陽經，太陽象徵天，全包人身，而頭上髮際有如天頂。

　　張仲景《傷寒論》太陽病，先言脈浮，以見太陽如天

包於全身外也，次言頭痛，以見頭為太陽所總司，用藥升散，皆是乾為首之義也。臨床上道醫們把治療頭、鼻部及外感風寒、風熱、傷食等病症的方藥皆歸於乾卦。

一、呂祖論病初起治法

呂祖曰：論凡人初病，藥易奏效，如若人們認不清病，用藥錯亂，變證蜂起，若認得清病，用得準藥，有何不即癒也，如作風之病，必然頭痛身痛，汗出惡風，咳嗽痰多，其脈浮，此傷風也。

【方藥】白朮 10g、澤瀉 10g、豬苓 10g、肉桂 15g、茯苓 15g、柴胡 3g、車前子 3g、半夏 3g。

【用法】水煎服，一劑立癒，二劑脫然。

燥病初起，咽乾口燥，咳不已，痰能吐，面目紅色，不畏風吹者是也。

【方藥】麥冬 15g、桔梗 10g、甘草 2g、天花粉 3g、陳皮 3g、元參 15g、百部 10g。

【用法】水煎服，一劑燥止，二劑痊癒也。

火症初起，必大渴引飲，身有斑點，或身熱如焚，或發狂亂語。

【方藥】生石膏 10g、元參 30g、麥冬 90g、甘草 10g、升麻 10g、知母 10g、半夏 10g、竹葉百片。

【用法】水煎服，一劑少可，三劑能痊癒，不可服四劑也。

若火勢少衰，藥量減半之可也，倘疑升麻太多，而少減之則不能奏效也，又戒世不知用升麻者。

昂日星君曰：妙甚，暑症未有不兼濕者，故方中多用

尤、苓善。

以上三條選擇之《神仙濟世良方》。此方書是清代嘉慶年間，由柏鶴亭等人撰集，全書分列有傷寒、溫病、雜病指南、臨床各科、跌打損傷、意外急救、氣功導引養生保健，並附有二十餘神仙像，每位神仙像附有詩詞。

神仙者，乃古之名醫，道教皆稱為神仙，他們「除代人處方醫病外，絕無他求，」故隱去真實姓名，而假托諸仙之名，將其濟世活人經驗之方，隨筆錄之以救眾生。以上所列諸方，平穩妥當，簡明扼要，頗多創見，用藥量一劑中相差甚大，體現了「道醫秘訣在於量，更是辨證施治，故無不神效。」

《神仙濟世良方》一書的體例，頗似今日醫學專家們會診紀要，一仙介紹經驗，諸仙辯論補充，其立論精闢，方藥簡論，體現了立準繩祥，辨證精，處方簡，用藥準，效果好，病人安，藥價廉的特點。

二、小青龍湯

本方是辛溫解表與溫化寒飲藥同用的代表方，是專為外感風寒，內有痰飲，表裏同病而設。其辨證要點是：「外寒則以惡寒發熱、無汗、脈浮緊」為主，內飲則以「咳嗽喘息，痰多而稀，乾嘔，不渴飲，苔白滑」為準。治宜外表汗，內化飲，則表裏之邪同散矣。

青龍是道教的東方之神，此方最早見於《傷寒論》，是漢代名醫張仲景所著。

【方藥】麻黃 3g、桂枝 10g、白芍 10g、乾薑 5g、五味子 3g、細辛 2g、半夏 10g、甘草 6g。

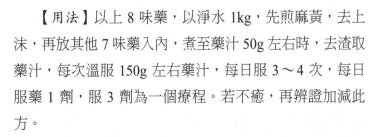

【用法】以上 8 味藥，以淨水 1kg，先煎麻黃，去上沫，再放其他 7 味藥入內，煮至藥汁 50g 左右時，去渣取藥汁，每次溫服 150g 左右藥汁，每日服 3～4 次，每日服藥 1 劑，服 3 劑為一個療程。若不癒，再辨證加減此方。

張仲景，名機，號仲景，是東漢南郡涅陽（今河南南陽）人，是我國古代偉大醫學家之一，有「醫聖」之稱，著有《傷寒論》和《金匱要略方論》二書，為我國中醫的發展作出了積極的推動作用，後世醫學家稱此二書中的方劑為經方，道教尊張仲景為神仙，真人也，因此說，張仲景與武當道教有密切的關係，所以在道教醫藥臨床中，此方是道醫們常用方藥。

三、太乙散寒止痛方

本方是以辛溫解表止痛與散寒宣肺止咳藥組合成方。臨床主治：患者鼻寒身重，噴嚏、流清涕，咽癢，咳吐清稀痰，重者惡寒重，發熱輕，無汗頭痛，肢節痛，脈浮緊，舌苔薄白為準。

【方藥】淡豆豉 15g、蘇葉 10g、荊芥 10g、防風 5g、羌活 15g、桔梗 15g、川芎 10g、杏仁 15g、製川烏 10g、半夏 15g、薄荷 10g、蔥白 7 根、生薑 3 片、甘草 5g。

【用法】水煎服，一日 1 劑，2 劑病可癒。

【方解】方中蔥白通陽散寒，豆豉透裏達表，蘇葉、杏仁、半夏宣肺化痰止咳，荊、防在此得蔥白、羌活、生薑相助，辛濕發散之力甚佳，如虎添翼，川芎、川烏活血散風，治頭痛、身痛，桔梗、薄荷疏風解表，升舉清陽，

甘草配生薑和胃，止咳化痰。

此方是恩師武當道醫朱誠德大師所授，因方中有川烏與半夏屬於反藥，故開始未敢用過。有一次本人患外感風寒，狀如上所述，試用一劑，諸證全消，後在臨床多次使用，均可達到服藥 1～2 劑症狀消失的目的，方知恩師造方奇妙。

四、王真人海藻銀翹湯

本方是以辛涼解表與清肺透邪之藥組合成方。臨床適宜風熱感冒，症見發熱，微惡風寒，汗多不暢，頭痛，鼻塞濁涕，口渴，咽喉紅腫疼痛，咳嗽，痰黃稠黏，苔白微黃，脈浮數。

【方藥】海藻 15g、銀花 10g、連翹 10g、竹葉 10g、荊芥 10g、牛蒡子 15g、薄荷 10g、蘆根 30g、桔梗 15g、淡豆豉 15g、甘草 3g、杏仁 10g。

此方亦是恩師朱誠德所授。方中海藻與甘草亦屬十八反藥，對上述所宜之症，療效甚佳。作者臨床使用 30 餘年，約有上千人次服用，未見有不良反應。

五、呂祖健胃丸

此方由消食健胃、活血止痛、理氣清熱藥物組合成方。適宜飲食不調，損傷脾胃，痰飲積滯，氣滯血瘀所致的脾胃運化功能失調，胃脘刺痛，或飲食飽悶，胸膈不利，以至頭目昏眩，胃中虛熱，常服此方能消痰順氣，理脾和胃，活血止痛。

【方藥】白朮 32g、枳實 32g、蒼朮 32g、香附 32g、蘿蔔子 32g、黃連 32g、黃芩 32g、麥芽 32g、三棱 32g、

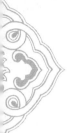

莪尤 32g、連翹 32g、陳皮 96g、半夏 96g、茯苓 96g、神麴 96g、山楂 96g、木香 15g。

【製法與用法】上藥均需選用地道藥材，洗淨，曬乾，按方中用量稱準，共研為細末，用鮮薑汁為丸，如桐子大。每次服用 6~9g，每日 2～3 次。

此方載於《武當便方秘笈》，此書為手抄本，封面書有「明‧洪武，清風真人」幾字。細品此方，在消食健胃方中，加入活血化瘀藥和清熱理氣藥，意在促進胃動力，加強其蠕動功能，有利於宿食、痰飲、瘀血的排泄，體現了「六臟以通為用」和「病久必瘀」的治療原則，更是體現了道教的「要想不生病，內臟打掃淨」及「諸病皆有毒，治必排毒」的治療方法。

六、三友鎮痛方

此方專治婦人經前、經後頭痛不止。

【方藥】丹參 100g、仙合草 30g、白芷 10g。

此方載於《武當便方秘笈》一書中。方中丹參原方中為四兩，仙合草一兩，白芷三錢。

丹參量大超出常用數量數倍，據書中曰，此一味可代四物湯，故非此用量不能取效，仙合草書中說其止血、止痛、止咳、止瀉、補氣，其補氣之力甚大，武當山道醫們常用此藥代人參補氣，並稱此補氣止血之功，勝過人參，可代獨參湯用。

方中所用白芷為引經藥，此方對氣滯血瘀或氣血虛弱所引起的頭痛，有扶正祛邪，活血養血，行氣補氣之功效。治婦人經期頭痛，療效甚佳。

七、通鼻簡便方

主治萎縮性鼻炎或過敏性鼻炎。

【方藥】蒼耳子 160g、辛夷 16g、麻油 100ml。

【製法與用法】先將麻油燒熱後，放入蒼耳子、辛夷浸泡 24 小時，再用文火煎至藥枯黑，待涼後過濾去渣，留藥油每日滴鼻 3 次。

上方亦是恩師所授方，治療鼻腔疾病，體現了簡便、廉、效、安的特點。

八、金童祛暑丸

本方以芳香化濕、祛暑健胃藥組合成方。專治中暑身熱頭痛，上吐下瀉，煩躁不安，頭目眩暈，嘔噦噁心，口苦咽乾，四肢倦怠，精神恍惚，心腹脹滿，不思飲食及紅白痢疾。夏日無病，可常服此藥達到保健避瘟疫的目的。

【方藥】藿香 120g、香薷 120g、蘇梗 120g、白朮 32g（土炒）、黑蒼朮 64g（炒）、厚朴 80g（薑汁炒）、陳皮 80g、桔梗 32g、白扁豆 64g、半夏 32g（薑汁炒）、白茯苓 120g、白芷 32g、羌活 80g、木瓜 80g、豬苓 90g、澤瀉 32g、甘草 32g。

【製法與服法】上藥選用地道藥材，如法炮製，共研為細麵，煉蜜為丸，每丸重 5g，用飛硃砂穿衣，外用大赤金裹衣，每次服用 1～2 丸，用新汲水或臘雪水送下，若伴風寒者，用生薑湯送服，每日服 2～3 次。

本方載於《武當便方秘笈》。恩師朱誠德說：「武當山道醫們常製此丸，在夏日伏暑時，無償地施捨給進山朝拜的香客，以防暑避溫，或者急用」。

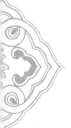

九、六聖神散

此方專治偏正頭痛。

【方藥】乳香 6g、沒藥 6g、川芎 6g、雄黃 6g、生石膏 6g、牙硝 15g。

【製法與用法】乳沒去油與其他藥共研細末，合勻備用，遇頭痛者，左痛者取藥末少許吹入右鼻孔，右痛者吹左鼻孔，滿頭痛者，吹兩鼻孔，能立即止痛。

此載於《武當便方秘笈》。筆者曾在臨床試用多例，各種原因引起的頭痛，皆能立見效果，但一定要排除腦內腫瘤及腦內出血等腦部危病。

十、胡椒丁香膏

此方主治風寒感冒初起。

【方藥】白胡椒、公丁香各 50 粒。

【用法】上藥研細末，分兩次以蔥白搗膏混入上藥面，塗於兩手心，拿白布包緊，兩手掌相合（掌心相對），夾於兩大腿之間，臥床蓋被，汗出即癒。此方載於《本草綱目》，治療風寒感冒初起，鼻寒頭痛，微有咳嗽有效。

十一、郭姑白芷膏

此方主治風寒感冒輕症。

【方藥】白芷研細末，薑汁適量。

【用法】白芷未每次用 6g，用鮮薑搗取薑汁適量，把白芷未調成稀膏，塗擦在兩側太陽穴。每日用藥 3 次，每次塗 20 分鐘。此方為郭姑親傳。

十二、武當外感膏

此方主治外感後，惡寒發熱，咽喉疼痛，氣喘咳嗽，頭身俱痛。

【方藥】麻黃、香薷、蘇葉、板藍根、公英各 15g，桔梗 12g。

【用法】上藥共研細末，每取 6g，用酒調膏，敷臍部，每日敷藥 2 次。敷 2 次無效者，改用其他方法。此方為恩師朱誠德所授。

十三、風熱外感膏

【主治】外感風熱，咽喉腫痛，咳吐黃痰，鼻流黃涕，口乾便秘，頭身煩痛。

【方藥】淡豆豉 30g、連翹 15g、薄荷 10g、山梔 10g。

【用法】將上藥共研細末，每次取藥末 20g，用蔥白適量，搗爛成膏，敷貼在風池穴、大椎穴、肺俞穴，先用塑料布覆蓋，用膠布固定。另用藥末 20g，用清水調成膏，敷在神闕穴，同樣用塑料布覆蓋，膠布固定，每日換藥 2 次即可。此方為筆者自創效方。

❋ 第二節　武當道教醫藥「坤卦」秘方

坤為地，八卦中坤卦符號的產生，是古人觀望大地，見大小石塊滾滾，於是把它畫了下來，最初就形成這種（☷）符號以代表坤卦。

（☷）坤卦在天時代表陰，坤卦在地理代表田，坤卦在人物代表母，坤卦在人事代表柔順，坤卦在身體代表

腹、脾、胃、肌肉，坤卦在時序代表辰時，坤卦在五味代表甘，坤卦在顏色代表黑色。

從字面上來看，在醫學上坤卦應與人體的腹、脾、胃、肌肉方面的疾病有關。脾、胃在人體開竅於口，因此凡是治療口腔疾病、脾胃疾病的藥方，皆歸於坤卦範疇。

一、觀音救苦散

【功效】治老少口瘡，百藥不效。

【方藥】黃連 15g、青黛 15g、薄荷 15g、僵蟲 15g、白礬 15g、朴硝 15g。

【製法】將上藥研為細麵，另取臘月公豬苦膽五六個，將豬膽剪一小口，倒出膽汁少許，將上藥麵分別裝入膽內，用黑紙包好，將膽裏嚴，在地上挖一三尺深坑，橫竹竿一根於坑內，將豬膽用藥繫好，懸於竹竿上，下不著地，坑上用竹竿蓋好，蓋竹蓆，上蓋土壓緊，從臘月十五以前埋入，至第二年立春取出，去掉黑紙及豬膽乾皮，將藥研為極細麵，加入冰片 6g，麝香 0.3g，裝入瓷瓶，勿洩氣。

【用法】凡遇老、少口瘡久不癒者，取藥末少許吹入創面，2~3 次即癒。

二、王靈宮降火膏

【功效】治老、少口瘡久治不癒，頭痛、咽痛皆有神效。

【方藥】大附子 10g、吳茱萸 20g。

【製法】將二味研極細末，用醋為膏，軟硬適中。

【用法】取藥膏棗核大兩粒，敷於雙腳心下湧泉穴，

每日一換，一日見效，三日能好。

註：此藥膏筆者常用之，效果確實很好。但有極少數人有過敏反應，敷藥後局部有癢疹，特告知遇此情況不慌，按過敏處理，幾天會癒。

三、祖師和胃丹

【功效】治九種胃病，脘腹脹痛、嘔惡吐酸、納食減少、腹痛腹瀉等中焦一切症病皆可服之。

【方藥】陳皮、良薑、砂仁、神麴、生蒲黃、武當參（九蒸九曬）、丹參、肉桂、大黃、木香、厚朴、海螵蛸、武當梭羅果、生山楂、吳茱、黃連、內金、半枝連、象皮各 50g。

【製法】上藥選地道藥材，按古法炮製研為細麵，煉蜜為丸。

【用法】每次用白開水送服 6～10g，每日 3 次，1 個月為一個療程。

筆者用於慢性胃炎、萎縮性胃炎、胃潰瘍，效果甚佳。

四、神仙九轉長生方（又名神仙餌蒼朮法）

【功效】補脾益氣，兼理諸濕，飲食無味，精神短少，四肢無力，面色萎黃，肌肉消瘦及脾濕下注之症，皆治之。

【方藥】白朮 1kg（秋冬採之，去粗皮，雜質），蒼朮 1kg（秋冬採之，去鬚皮雜質）。

【製法】將兩藥洗淨，用石臼搗碎，用漢江水浸泡一日夜，次入砂鍋內煎汁 1 次（約煎煮 2 小時過濾留藥汁約

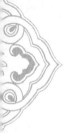

2.5kg，藥渣再煎煮一次，過濾去渣，再得藥汁 2.5kg，入大砂鍋用桑柴火緩緩煮至成膏）。瓷罐收之蓋好，埋入坤土 7 天取出，以去火毒。選用天德日開始，每次服膏 10g，每日 3 次，忌食桃、李、雀、蛤及海味，如此服之為一轉也。

二轉加：武當參 250g，煮 2 次取汁，熬膏入前膏內，名曰長神膏，增強補氣之力。

三轉加：黃精 500g，煎 2 次，取汁熬膏，加入前膏內，名曰益算膏，增強養陰之力。

四轉加：茯苓、遠志各 250g，煎 2 次，取汁熬膏，名曰四仙求志膏，有增強除濕氣，增強記憶之力。

五轉加：當歸 250g，無灰酒浸泡一日夜，取出煎煮 2 次，取汁熬膏，名曰五老朝聖膏，增加養血之力。

六轉加：枸杞子、製首烏各 250g，煎 2 次，取汁熬膏加入前膏，名曰六合膏，增加補腎之力。

七轉加：松節 250g，牛膝 250g，煎 2 次，取汁熬膏，加入前膏，名曰七真祛邪膏，增活血利關節之力。

八轉加：棗仁、柏仁各 250g，煎 2 次，取汁熬膏，加入前膏，名曰八仙膏，增加養血安神之力。

九轉加：肉蓯蓉 500g，黃蓍 500g，煎 2 次取汁熬膏，加入前膏，名曰九龍膏，增加益氣通便之力。

以上九轉之法，可根據病情酌情用之。天德日，是吉日，由此日開始服用，可提高治療效果。

五、化滯丸

【**功效**】治一切諸般積，如酒積、食積所至胸膈膨

脹，泄瀉痢疾，皆可治之。

【方藥】木香、丁香、青皮（去穰）、陳皮、側柏皮各 10g，莪朮（慢火煨）15g，半夏（薑汁搗為餅曬乾）10g，巴豆（去殼去油）6g，烏梅 15g。

【製法】將以上諸藥放砂鍋內，用好醋浸泡一日夜，溫火熬乾，炒黃，共研細末，用好醋打糊為丸，如黍米大。

六、孫真人止瀉法

【功效】傷食瀉痢、濕熱瀉痢及一切水瀉或久瀉不止者。

【方藥】五月初五午時，採艾葉，曬乾備用，越陳越好。

【方法】將艾葉去粗筋，製成艾絨，做成棗核大艾柱，取鮮薑切片，刺數孔，放在止瀉穴上（此穴在外踝尖直下，腳部赤白肉間）灸 7～15 炷，每日 1 次。

七、太乙真人止瀉丸

【功效】健脾止瀉，用於五更瀉，白黏液，久治不癒者。

【方藥】苦參 30g、五倍子 30g、補骨脂 50g、吳茱萸 30g、肉荳蔻 30g、五味子 30g、川續斷 45g、茯苓 45g、烏梅 30g、女貞子 30g、炒白朮 30g。

【製法】上方選地道藥材，共研細麵，好醋打糊為丸。
【用法】每次用白開水送服 10g，每日 3 次。
筆者用此方，治療慢性潰瘍性結腸炎效果比較理想。

八、老君健脾肥兒丸

【功效】用於小兒疳積，久瀉不止，五心煩熱者。

【方藥】人參、白朮、砂仁、陳皮、茯苓、白朮、蓮子、雞內金、炒麥芽、炒山楂、炒山藥、炒黃芩、烏梅、酒大黃、沙參、石斛、地骨皮各30g。

【製法】上藥共研細麵，糯米汁為丸，如黍米粒大，2歲以前服10～20丸，2歲以後5歲以前者，每服30丸，每日3次，白開水送服。

✳ 第三節　武當道教醫藥「坎卦」秘方

坎為水。八卦中坎卦符號的產生，是古人觀望滔滔的江河，見中流強勁有力，快如飛箭，並向兩邊撞開一道道或緩或急的波紋和水流，於是便畫（一）象徵著中流，以（--）象徵湧向兩邊的支流或波紋，合在一起便形成（☵）這種符號，以像水。

坎卦在天時代表雨，坎卦在地理代表有水處，坎卦在人事代表險陷、卑下，坎卦在五色代表黑色，坎卦在五味代表鹹，坎卦在人體代表耳、腎。

腎主黑色，開竅於耳，主骨，主生殖，主水，主壽命長短，這與道教的坎卦所主是相一致的。因此，凡是滋養腎陰、溫補腎陽、強化性功能與益壽延年，聰耳增憶的藥方，皆歸於坎卦。

一、仙人服果補腎法

1. 雞頭實一名芡實，味甘平，無毒，主濕痹，腰膝疼痛，補中除暴疾，益精氣強意志，聰耳明目，久服輕身不飢，耐老成仙。

2. 覆盆子，味甘平，無毒，益氣輕身，令髮不白能補腎添精，強身壯骨，久服成仙。

3. 栗子味鹹溫，無毒，益氣厚腸胃，補腎氣，令人不飢，補腎壯骨，治腰腳不遂甚妙。

4. 胡桃一名核桃，味甘、冷、滑、無毒，少食補腦強骨，潤腸通便，能強記憶，增智慧，化痰止咳，補腎潤肺佳品也。

5. 枸杞子，味甘，微溫，無毒，補腎養肝，添精明目，強身壯骨，強陽事，故去家千里者勿食甘枸杞，則言其強陽道資陰氣速疾也。

6. 何首烏，味甘，溫，無毒，補腎益精，烏鬚黑髮，久服成仙，此藥為仙家常服之藥。

上述藥物服食方法甚多，現介紹我恩師朱誠德常用之法。此方能補腎強骨，返老還童，抗寒暑避毒邪，久服，寒暑不懼，毒邪不侵也。

【方藥】雞頭實 60g、覆盆子 60g、栗子 60g（去殼）、胡核仁 60g、枸杞子 60g、何首烏 250g（九蒸九曬後入藥）。

【製法】將藥洗淨，去雜質。將上藥用無灰酒泡 3 天，取出曬乾，入石臼內，不見鐵器搗千下，加酒調麵糊為丸，如棗大，每服 1 丸，每日 2 次，溫酒或白開水送下。

恩師常服此藥，97 歲高齡時，尚能耳聰目明，演練武當三豐太極拳和武當山三天門悟性氣功。

二、老君延命丸

【功效】此方能補腎健腦，強筋壯骨，添精益壽，烏

鬚黑髮，治腰膝痿軟，陽痿早洩，返老還童，久服成仙。

【方藥】何首烏 90g（九蒸九曬）、黃精 90g（九蒸九曬）、黑小豆 90g、黑芝麻 90g、枸杞子 90g、白茯苓 90g、武當參 250g（百年以上者佳）、炒白朮 90g、廣陳皮 90g、武當山野楂 250g（生用）、桑寄生 60g、桑葚子 90g、霜桑葉 60g、嫩桑枝 90g、女貞子 90g（黃酒蒸過）、核桃仁 90g、熟地（九蒸九曬）120g、廣木香 60g。

【製法】上藥去雜質，洗乾淨，曬乾，浸入無灰酒內，泡 3 天濾出，曬乾，研為細末，煉白蜜為丸，每丸重 10g，外用飛硃砂為衣，曬乾備用。

【用法】每日用原浸泡藥物的無灰酒，送服丸藥，早、晚各 1 次，每次服 1 丸。初服藥時，陰道通，節制房事。百日後遵照：30 歲以前 3 日 1 次，40 歲以前每 7 日 1 次，50 歲以前半月 1 次，60 歲以前，1 月 1 次，70 歲以前 3 個月 1 次。具方書介紹，久服此藥 80 歲尚能有子，但勿輕洩之。

三、壯腎保健酒

【功效】補腎壯陽，治陽痿早洩，腰腿痿軟，頭腦悶脹，形寒肢冷等症，皆可治之。

【方藥】武當參（百年以上者佳）、生黃蓍、熟地黃、枸杞子、全當歸、杭白芍、何首烏、巴戟天、菟絲子、金櫻子、棗皮、覆盆子各 30g，五加皮、地骨皮、茯苓、白朮、淫羊霍、桑葚子、雞血藤、木香、鹿茸、車前子、仙茅、陽起石各 15g，好白酒 2.5kg（50°以上），冰糖 250g。

【製法】上述者藥洗淨，去雜質，曬乾，裝紗布袋中，浸泡在酒罐內泡 1 個月，將藥取出，曬乾，研為細末，煉蜜為丸，每丸重 10g。

【用法】每日服 2 次，每次服 1 丸，用藥酒送服，每次用藥酒 25ml 不能超過 50g，病重者，每晚可服丸藥 2 粒，久服強身健體。

四、孫真人治五勞七傷方

【功效】治五勞七傷，小腹急，臍下膨亨，兩肋脹滿，腰腎相引，鼻口乾燥，目乾，昏暗，迎風流淚，胃中氣急，不下飲食，莖中策策痛，小便黃赤，有餘瀝，夢與鬼交通，驚恐虛之，此方靈驗。

【方藥】飴糖 250g，黃蓍、遠志、當歸、澤瀉各 90g，芍藥、人參、龍骨、甘草各 60g，生薑 250g，大棗 20 枚。

【用法】上 11 味，咀以水一斗煮取二升半湯，納入飴糖令烊化，一服八合，休息又一服。

五、石斛散

【功效】治大風四肢不收，不能自反覆，兩肩疼痛，身重脛急，筋腫不能行，時寒時熱，足踝痛如刀刺痛，身不能自任，此皆因：飲酒大醉，露臥濕地，寒從下入腰，腰以下冷而無力，精虛陽痿，玉莖不能舉起，此方除風輕身，益氣明目，強陰補腎，令人有子。

【方藥】石斛 10 份，牛膝 2 份，附子、杜仲各 4 份，柏子仁、石龍芮、芍藥、松脂、雲母粉、山茱萸、澤瀉、萆薢、菟絲子、防風、細辛、桂心各 3 份。

【製法】上 16 味，如法炮製，共研細末，篩酒服方

寸匕，日再陽不起，倍菟絲子、杜仲；腹中痛，倍芍藥；膝中痛，倍牛膝；背痛倍萆薢；中風，倍防風；少氣倍柏子仁；不能行、倍澤瀉。

隨病所在備加，亦可以棗肉為丸，如梧桐子大，酒服7丸，每日2次。

六、腎瀝散

【功效】本方能治虛勞百損，補腎壯陽。

【方藥】羚羊腎一具（陰乾），茯苓 15g，五味子、甘草、巴戟天、桂心、石龍芮、牛膝、山茱萸、防風、乾薑、細辛各 60g，地黃 60g，人參、鐘乳粉、石斛、菟絲子、丹參、蓯蓉、附子各 2g。

【製法】如法炮製，研細末治下篩，合鐘乳粉，更篩令勻，平旦清酒服 3g，稍加至 0.5g，久服強身延壽。

七、五補丸

【功效】治腎氣虛損，五勞七傷，腰膝痠痛，肢節煩痛，目昏暗，健忘，視物恍惚不定，夜臥多夢，口乾，飲食無味，常感心中不樂，多有恚怒，房事不舉，小腹冷痛，大便不利，尿餘瀝不盡，以上諸症，此方悉主之，久服延年不老，四時勿絕，一年後能萬病皆除。

【方藥】杜仲、巴戟天各 6 份，武當參（百年以上者佳，九蒸九曬備用）、五加皮、五味子、天雄、牛膝、防風、遠志、石斛、薯蕷、狗脊、乾地黃、蓯蓉各 20 份，鹿茸 15 份，菟絲子、茯苓各 5 份，覆盆子、石龍芮、萆薢、蛇床子、石南藤、白朮各 3 份，天門冬 7 份。

【製法】上 24 味，為末，蜜丸，如梧桐子大。

【用法】酒服 10 丸，日 3 服。有風加天雄、川芎、當歸、黃蓍、五加皮、石楠、茯神、獨活、柏子仁、白尤各 3 份；有氣加厚朴、枳實、橘皮各 3 份；冷加乾薑、桂心、吳茱萸、附子、細辛、蜀椒各 3 份；洩精加韭菜子、白龍骨、牡蠣、鹿茸各 3 份；洩痢加赤石脂、龍骨、黃連、烏梅肉各 3 份。

春依方服，夏加地黃 5 份，黃芩 3 份，麥門冬 4 份，冷則去之。

有寒加乾薑、桂心、蜀椒各 3 份，若不寒不熱，亦不須增損，直接服之 3 劑以上，即覺庶事皆佳，慎食蒜、腥、陳臭、大冷、大醉，之外百日所忌，稍加至 30 丸，不得再增，需常服之，以此為度，真神妙之方也。

八、明目益精長志倍力方，久服長生耐老方

【功效】補腎益精，養肝明目，增憶健腦，安神定志，久服耐老。

【方藥】遠志、茯苓、細辛、菟絲子、木蘭、續斷、人參、菖蒲、龍骨、當歸、川芎、茯神各等份。

【製法】上 12 味研末，煉蜜為丸，如梧桐子大。

【用法】每服 7 丸至 10 丸，日 2 次，夜 1 次，一滿 3 年益智。

【按】坎卦在人體屬腎，所列八方皆補肝腎，壯腎陽，因此這類方藥對陰虛陰亢之人慎用。年輕人遠離家鄉，腎陽不虛者少服，老年男性對症常服這些方藥，能提高免疫力，對前列腺炎及腰腿疼痛、頭昏腦脹者有很好的保健及治療作用。

❋ 第四節　武當道教醫藥「離卦」秘方

離卦（☲），《易經》曰：「離為火」。在天時，代表日、電、霓、霞；在地代表南方，乾亢之地，窰爐；在人物，代表中女、文人、大腹；在人事，代表文畫之所，聰明才學，虛心；在身體，代表目、心；在五色，代表赤、紫紅。

根據伏羲先天八卦的精神，離卦與坎卦配對。離卦在人體代表心。心屬火，心的生理功能主神明，道教稱心為靈根、靈台、方寸，說明人的機靈、記性、思維能力與心有關。臨床常見到思維遲鈍、記憶減退及失眠、多夢、心悸怔忡、性功能減退，皆可選用離卦藥方。

一、三豐定神湯

【方藥】天冬 35g、人參 35g、茯神 35g、石菖蒲 18g、川黃連 6g、炙甘草 10g、燈心草 5g、硃砂 1g、麝香 0.5g。

【用法】硃砂、麝香分別研為細末合勻，分為 3 包備用。其餘藥物放砂鍋內，加入 3 碗水，先武火燒開，用文火煮至水只剩下一碗，將藥液濾出，藥渣內再加兩中碗水，再先武火，後文火煮至水剩半碗，濾出藥液，兩次煮得藥液混合一起，分 3 次服用。

每次服用時，沖服硃砂、麝香末 1 包，每日服藥 1 劑，連服 3 天為一個療程。

【功效】主治思慮過度，心神不寧，失眠、多夢，心悸怔忡，遇事膽怯，有養心補腦，定神寧心之效。

【按】本方載於《張三豐全集》。張三豐是明代武當山著名道士，號玄玄子，自稱是張天師後裔，說他有過目不忘的能力，是武當內家拳的創始人，善醫，人稱他為「七針先生」，有《張三豐全集》傳世。

臨床使用本方，治療精神抑鬱症有效，因硃砂有毒，麝香缺乏，兩藥可以不用，對於心腦氣陰兩虛又兼心火擾神，煩躁失眠，心神不寧者，方中可加珍珠母、靈磁石、生龍齒、合歡皮，其安神安眠作用更為顯著。

二、太玄木神通九竅方

【方藥】菖蒲、茯神、楮實子鮮汁。

【用法】將昌蒲、茯神共研細末，用楮實子鮮汁調合，製成藥丸，如梧桐子大。每日晚用無灰酒沖服 3～7 丸，服用 10 天為一個療程。

【功效】主治反應遲鈍，記憶喪失，呆若木雞，智力低下，功能通九竅，生智慧，補腦養心。

【按】本方載於宋代道教名著《太玄寶典》。道教認為，人有九竅，九竅相通則為真人。菖蒲開竅安神，茯神寧心安神，楮實子養心補精，三藥合用不膩不躁，是補而不膩，通而不燥，共起養心補腦，開竅生智之功。

三、太玄木神養神方

【方藥】嫩松葉、側柏葉、白茯苓。

【用法】取嫩松葉 1.5kg、側柏葉 1.5kg，去雜質，洗乾淨，切碎，放入鍋中，加水 15kg。先用武火燒開，再用文火煮至藥水在 5kg 左右濾出，去掉藥渣。選上好白茯苓 1.5kg，放入藥水中，煮至水乾，白茯苓呈綠色（千萬

不能將茯苓燒焦）。取出茯苓研為細末，烈日曬乾，燒蜜為丸，每丸至 6g。每次服 1 丸，每日服 3 次，連服百日為一個療程。

【功效】補心腦，利關節，祛虛熱，安神志，減脂肪。

【按】本方載於宋代道教名著《太玄寶典》。道教視茯苓為仙家食品，曾有道教秘方「茯苓餅」進貢給皇宮，多代皇帝享用過此品，至今北京茯苓餅為宮廷有名小吃佳品。此方取茯苓健脾滲濕，寧心安神，松葉能活血、通絡、止痛，柏葉固精、涼血、香身之功，三藥合用，有補心腦，利關節，祛虛熱，減脂肪的作用，可作為減肥健身的保健品使用。

四、太玄木神養精方

【方藥】枸杞子、大黃精、柏子仁。

【用法】將以上三藥，放入石臼內，搗三千次，煉蜜為丸，每丸重 3g，每次服 1 丸，每日 3 次，服百日為一個療程。

【功效】養心補腎，益氣強性，主治性功能減退、失眠、多夢、遺精等症。

【按】本方載於宋代道教名著《太玄寶典》。道教視枸杞、黃精為延年益壽佳品，服用枸杞、黃精而達到長壽者，道教有很多成功實例。此方妙在用枸杞補肝腎、健腦、明目，黃精補脾益氣、健腦，柏子仁養心安神、健腦，三藥合用，能補心腎，安神志，強性能。

此方製作方法，在武當有石臼等用具，加上道士們有

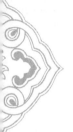

時間搗製可用此法。現代城市如此炮製，較為困難。筆者常將枸杞、黃精、柏子仁放在冰箱冷凍後，用粉碎機粉細，製成丸劑服用，可達同樣效果。

五、天王健腦補心丹

【方藥】合歡皮 35g、白芍 35g、琥珀 5g、生地 20g、柏子仁 20g、棗仁 20g、川黃連 10g、阿膠 30g、龍骨 30g、肉桂 5g。

【用法】將上藥用傳統方法分別如法炮製，研為細末，藥末合勻後，煉蜜為丸，用飛硃砂為衣，每丸重 6g。每次服 1 丸，每日 2 次，10 天為一個療程。

【功效】主治心腎不交，陰虛火旺，膽氣虛弱，胃中不和而引起的失眠、怔忡、心悸等症。

【按】此方為武當山在廟道醫朱誠德恩師傳授，筆者將此改變為湯劑，用於臨床治療失眠療效比較理想。

對於痰熱擾心者，可加半夏、陳皮、竹茹、茯苓、五味子；對於消化不良，內停飲食，胃中不和者，加雞內金、萊菔子；若見因高血壓、血管硬化引起失眠者，可加丹參、雞血藤、川芎等。

六、朱雀丸

【方藥】茯神 100g、沉香 25g。

【用法】將上藥研細末，煉蜜為丸，如綠豆大，每晚服 30 丸，連服 10 天為一個療程。

【功效】主治心腎不交，心神不定，怔忡健忘。

【按】道教稱朱雀為南方之神，是火紅的神鳥，是位火神，火為心，心火上炎，並非真火也，而是腎水不能上

承濟火而至心中虛火也。

此方以茯神安神定志，以沉香引火歸元，下效於腎，故治心腎不交所致的失眠有效。

七、清離滋坎湯

【方藥】生地 5g、熟地 5g、麥冬 5g、當歸 5g、白芍 5g、山藥 5g、丹皮 5g、炙甘草 1g、天冬 5g、茯苓 5g、棗皮 5g、白朮 5g、澤瀉 2g、黃柏 2g、知母 2g。

【用法】每日 1 劑，水煎取汁，分 3 次服。

【功效】清心熱，滋腎陰，補心養腎，寧志安神。

【按】本方載於《壽世保元》，被道教收藏。張三豐在《打坐歌》中說：「水火既濟真鉛汞，若非戊己不成丹。」意思是說，打坐練功的目的是使心火與腎水相既濟，若不是就煉不成內丹。服用此方能清心中邪熱，下能滋腎中不足之水，達到心腎相交，陰陽平衡，此方可用於腸道易激症。

八、神仙服黑芝麻方

【方藥】黑芝麻 200g、菟絲子 30g、枸杞子 30g、五味子 30g、韭菜子 30g、楮實子 30g、覆盆子 30g、桑葚子 30g、車前子 30g、萊菔子 30g、青葙子 30g、白蓮子 30g、首烏 30g、生地 30g、棗仁 30g、柏子仁 30g、黨參 30g、蓮鬚 30g、天冬 30g、山藥 30g、肉桂 15g、補骨脂 30g、巴戟 30g。

【用法】上藥研細末，合勻，煉蜜為丸，每丸重 6g。每次服 1 丸，每日服 3 次，服百日為一個療程。

【功效】壯陽填精，補腦強性。

【按】此方是武當山在廟道醫朱誠德恩師所授。方中

所用大多是植物種子，臨床用於失眠、多夢、遺精、滑精、早洩、陰囊出冷汗、女子胞宮虛寒，久服此丸能填精補腦，安神定志，補腦強性，可用於婚後不孕症。

✳ 第五節　武當道教醫藥「震卦」秘方

震為雷。八卦中震卦符號的產生，是古人在雷雨交作的日子裏，看到閃電像幾條玉龍在天空的烏雲中狂奔亂舞，接著便是天崩地裂的雷聲，於是便用（==）畫出那厚厚實實的雲層，用（一）畫出那一條一條的像玉龍翻滾般的閃電，於是便產生了震卦以象徵雷，（==）成為震卦的符號。震卦在天時代表雷，震卦在地理代表東方，震卦在人事代表怒，震卦在人物代表男，震卦在時序代表三月，震卦在五色代表青、綠，震卦在五味代表酸味，震卦在人體代表肝、足、聲音。

在武當道教醫藥學上，肝開竅於目，其經絡在足，循陰器，過少腹，夾咽喉，主情志，喜條達，為將軍之官。所以道教醫學把治療與肝有關的藥方皆歸於震卦。

一、仙人明目丹

【功效】補肝腎，明眼目，祛雲翳，治視力減退，夜盲症，眼前黑影遮睛之症，久服老眼不花。

【方藥】金精石 90g、銀精石 90g、夜明砂 30g、石決明 60g、枸杞子 60g、桑葚子 60g、木賊 30g、黃芩 30g、菊花 60g、當歸 60g、生蒼朮 90g、熟地 90g、山藥 60g、茯苓 60g、青葙子 90g、車前子 60g、棗皮 60g、武當參

90g、鮮羊肝一具。

【製法】精選地道藥材，洗淨曬乾，研為細末。鮮羊肝乘熱與諸藥末放入石臼內搗千餘下，取出焙乾，再研細麵。煉蜜為丸，每丸重 10g，曬乾，妥善存放。

【用法】每日用霜桑葉煎水，送服藥丸 1 粒，每日 3 次，久服效果妙不可言。

二、清肝明目丸

【功效】清肝明目，肝火過旺，治暴發火眼，經腫熱痛，見光痛甚，且有相互傳染之特點。

【方藥】苦參 60g、膽草 30g、黃連 30g、桑葉 30g、菊花 30g、荊芥 30g、密蒙花 60g、澤瀉 60g。

【製法】上藥精選地道藥材，共研為細末，千里光煮水熬膏為丸。每丸重 10g，每服 1 丸，每日 3 次。

三、紅眼病外洗方

【功效】清熱消腫，止痛止癢。

【方藥】黃連 10g、桑葉 10g、黃芩 10g、白芷 10g、鹽 10g。

【用法】上藥煎水，過濾去渣，乘溫熱薰眼，藥水涼後，濕敷患眼。每次涼濕敷 20 分鐘，每日 3 次。

四、舒肝爽咽方

【功效】治肝氣鬱結，能舒肝解鬱，治善太息，咽部如棉球阻梗，咯之不出，咽之不下，俗稱梅核氣，屬西醫噎病。

【方藥】蘇梗 15g、半夏 10g、厚朴 10g、柴胡 10g、當歸 10g、白芍 10g、山梔 10g、丹皮 10g、丹參 10g、薄

荷 10g、元參 10g、山豆根 10g、桔梗 10g、香附 10g、生地 15g、甘草 6g。

【用法】每日 1 劑，水煎 2 次，取藥汁共 300ml，分 3 次服，3 天為一個療程。服藥期，注意調節自己的情緒，不能生氣，切記，切記。

五、治黃疸肝炎方

【功效】清利肝膽濕熱，退黃疸健脾胃。

【方藥】茵陳 18g、虎杖 18g、黃芩 15g、山梔 15g、板藍根 15g、白茯苓 15g、炒白朮 15g、生麥芽 15g。

【用法】上方每日 1 劑，水煎 2 次，取藥汁共 300g，分 3 次服用。

六、治黃疸肝炎外用方

【功效】退黃疸。

【方藥】鮮毛茛適量。

【用法】鮮毛茛搗爛成膏，取棗核大二塊，放在兩側內關穴，外貼膠布 10 分鐘，局部灼痛，稍忍，4 小時取掉藥膏，可見雙內關起有水泡，用無菌注射器將泡內黃水抽淨，用紫藥水外塗，蓋無菌紗塊包紮，3 天後泡好，黃疸可退。

若不癒，待瘡面痊癒，再如上法敷貼一次。

七、真武訓龍湯

【功效】治肝陰不足，肝陽上亢，症見頭目脹痛，口苦咽乾，失眠，健忘，性情易怒，腰膝痠軟無力。

【方藥】丹參 30g、生地 30g、當歸 18g、白芍 18g、菊花 10g、黃精 30g、旱蓮草 30g、女貞子 30g、黃芩

15g、寄生 15g、石決明 30g、生珍珠 30g、龍骨 30g、牛膝 10g、甘草 10g。

【用法】每日 1 劑，水煎 2 次，取藥汁 300g，分 3 次服用。

八、治 B 肝藥方

【功效】養肝健脾，清肝解毒，治 B 肝引起脅下疼痛，飲食減少，脘腹脹滿，周身乏力，腰膝痠軟。

【方藥】太子參 50g、黃蓍 50g、白朮 18g、茯苓 15g、麥芽 10g、半夏 10g、陳皮 10g、炒山楂 10g、丹參 18g、白花蛇舌草 50g、半枝蓮 15g、蒲公英 30g、板藍根 18g、炙甘草 10g。

【用法】每日 1 劑，水煎 2 次，取藥汁 300g，分 3 次服用，連服 30 天為一個療程。

九、治膽結石方

【功效】舒肝利膽，理氣排石。

【方藥】金錢草 30g、雞內金 30g、威靈仙 50g、海浮石 15g、茵陳 15g、木香 10g、川楝 10g、蒲公英 30g、二花 30g、柴胡 10g、黃芩 10g、炒枳殼 10g、酒大黃 10g、生甘草 10g。

【用法】每日 1 劑，水煎 2 次，取藥汁 300g，分 3 次服用。連服 10 天，作超音波複查，以調整藥方。

十、婦科癥瘕止痛方

【功效】活血調經，消瘕止痛，治婦女月經不調、痛經，超音檢查見有子宮肌瘤，附件囊腫，小腹兩側常隱痛不適，屬肝氣不舒之症。

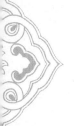

武當方藥精萃

【方藥】生地 18g、當歸 18g、川芎 10g、白芍 18g、紅花 10g、桃仁 10g、香附 10g、莪朮 10g、丹參 18g、益母草 15g、玄胡 10g、甘草 10g、桂枝 15g、鱉甲（炙）20g、土元 10g。

十一、治慢性肝炎方

【功效】舒肝健脾，清熱降酶，治慢性肝炎，轉氨酶增高，常感脘腹脹滿，食少厭油，周身乏力，心煩意亂。

【方藥】丹參 30g、白芍 15g、生地 15g、當歸 15g、山藥 10g、白朮 15g、五味子 30g、炒枳殼 10g、白花蛇舌草 50g、太子參 50g、黃蓍 50g、山梔 10g。

【用法】每日 1 劑，水煎 2 次，取水 300g，分 3 次服，每 30 天為一個療程，一療程後可複查肝功能。

十二、健肝明目方

【功效】保肝明目，預防肝炎。

【方藥】千里光 500g，白花蛇舌草 500g，紫靈芝 350g。

【製法】將紫靈芝先切成小細條，與以上二藥共研為細末，用沸開水泡代茶服，每日服用 10~15g，連服 3 個月。

又方名：紫金丸治眼秘方

【方藥】川芎 50g、當歸 50g、楮實 50g、薄荷 50g、瓜蔞根 18g、蔓荊子 60g（炒）、川椒 50g（焙去目）、乾菊花 10g、密蒙花 10g、蛇皮 10g、荊芥穗 10g、地骨皮 30g、白蒺藜 50g。

【製法】前 4 味用甘草浸過焙乾，白蒺藜 50g 去尖泡，將 13 味同為細末，煉蜜為丸，每丸 3g，隨引送下。

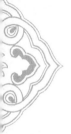

暗暗青朦者,當歸酒下,氣障者木香湯下,婦人血暈,當歸、薄荷湯下。有人因熱、飲酒患眼病,3 年不分道路,服此藥 25 日效。有因氣害眼病,昏暗 8 年,不見光明,服此藥 40 日效,60 日癒。有因喪母失明 4 年,服此藥 50 日效,其眼明如初。

十三、茶調散

【功用】治男子、婦人一切風腫癢痛、翳爛、眩風氣眼、迎風流淚、昏暗,並皆治之。

【方藥】川芎、防風各 30g,草決明(煨)30g,甘草 15g,木賊、石膏(炒)、荊芥、薄荷、甘菊各 30g。

【製法】共為末,每服 6g,清茶調下。

又方名:觀音治眼妙法

【功效及製法】一切熱眼,先用黃連 200g,水熬成膏。次用大西瓜一個,切開頂部,刮去內穰子,用生薄荷鋪一層,放馬牙硝一導,重重填滿,瓜頂部仍用瓜頂蓋之,竹釘固定,吊於當風處三、四天,其硝自出瓜皮外,用鵝毛逐日掃之。與黃連膏子,一處和勻,白瓷器盛之,點眼去火神效。

十四、呂祖治眼方

【功效】治胬肉遮眼。

【製法】用臘月雄豬膽、馬牙硝入內,將內吹乾為末,入冰片、麝香點眼即可。

又方:

【功效】治爛弦極好。

【製法】先用五倍子、蔓荊子煎水洗後,爐甘石 60g

火鍛，以黃連汁、童便共淬七八次，次研極細，加銅青、硼砂各 10g，牙硝少許，水飛點眼。

十五、蓮池大士治眼腫痛

【功效】蓮池大士曰：目之紅腫者，乃風火入肝膽之中，濕氣不散，合而成之也。初起之時，即用舒肝膽之藥，加祛濕散火之品，自然手到成功。近來醫者只好散邪，不知合治之法，所以不能速效，稍不慎，疾遂變成爛眼流淚之症，甚則胬肉攀睛。今定一方，即於初起三五日之內，連服兩劑，即立癒。

【方藥】柴胡、白芍、白蒺藜各 10g，甘菊、半夏各 6g，白朮 15g，荊芥、甘草、草決明各 3g。

【用法】水煎服，每日 1 劑，2 劑即癒。有熱者加梔子 10g，無熱者不用，此方甚妙。

✳ 第六節　武當道教醫藥「巽卦」秘方

巽為風。八卦中巽卦符號的產生，是古人在生產實踐中，看到大雨來臨之前，往往先有大風颳來，就在這山雨欲來風滿樓的時候，天空中有一層又一層厚厚實實的烏雲在翻滾，雲下又有著一股接一股的風在吹動，於是用（--）代表一層又一層的烏雲，而以（＝）代表那雲層下一股又一股的風，合在一起，形成（☴）這樣的符號，以象徵風，成為巽卦。

巽卦在天時代表風，巽卦在地理代表東南方，巽卦在人物代表長女、秀士，巽卦在人事代表不定，巽卦在時序

代表春夏之交，巽卦在人體代表肱股及風疾，巽卦屬風，善行數變，凡屬流行病、傳染病、瘟疫、暴病、抽搐風疹均屬巽卦方藥的治療範圍。

一、孫真人續命湯

【功效】治卒然中風欲死，身體緩急，口眼不正，舌強不語，奄奄忽忽，神情悶亂，或中風不知痛處，拘急不得轉側，四肢緩急，遺急便利。

【方藥】麻黃、防己、人參、黃芩、桂心、甘草、烏藥、川芎、杏仁各 9g，防風 10g，附子 3g，生薑 60g。

【用法】上藥 12 味咀，以水一斗二升，先煮麻黃三沸去沫，內諸藥煮取三升，分三服。

甚良，不瘥更合三四劑必佳，取汗隨人風輕重虛也。有人腳弱服此方至六、七劑得瘥。有風疹家，天陰節變則合服之，可以防暗。一本云，恍惚者加茯神、遠志，如骨節煩痛，本有熱者，去附子，加芍藥 10g。

二、孫真人大續命湯

【功效】治肝歷風，卒然音啞，通治五臟偏枯、賊風方也。

【方藥】麻黃 10g，石膏 9g，桂心、乾薑、川芎各6g，當歸、黃芩各 10g，杏仁 9 枚，竹瀝 30ml。

【用法】上 9 味咀，諸藥以水 500ml，煮取 200ml 去渣，又下竹瀝煮數沸，分四服，能言未瘥者後服續命湯無竹瀝，今增入竹瀝其效如神。

三、孫真人治大風經臟方

【功效】奄奄不能言，四肢重曳，皮肉痛癢不知者。

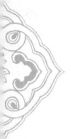

【方藥】獨活、麻黃各 15g，川芎、防風、當歸、葛根、生桂心、茯苓、附子、細辛、甘草各 9g。

【用法】上 11 味，以水 500ml，煮取 200ml，分 5 服，老小半之，若初得病，便自大汗者，減麻黃，不汗者依方，上氣者加吳萸 10g、厚朴 10g。乾嘔者倍附子 6g，吐者加橘皮 10g，若胃中少氣者，加大棗 12 枚，心下悸者，加茯苓 10g，若熱者可除生薑，加葛根，初得風者，未須加減便且作 3 劑停，四、五日後，更後視病虛實平論之，行湯行針，依穴灸之。

四、孫真人排風方

【功效】治男子、婦人風虛濕冷，邪氣入藏匿，狂言妄語，精神錯亂。

其肝風發則面青，心悶亂吐逆嘔沫，脅滿頭眩重，耳不聞人聲，偏枯筋急，曲拳而臥；其心風發，則面赤翕然，而熱悲，傷嗔怒，張目呼喚；其脾風發，則面黃，體不仁，不能行步，飲食失味，夢寐倒錯，與亡人相隨；其肺風發，則面白，咳逆膿血，上氣奄然而極；其腎風發，則面黑，手足不遂，腰痛難以俯仰，痺冷骨痛。

諸有此候，令人心驚，意志不定，恍惚變忘。服此方，能安心定志，聰耳明目，通臟腑，諸風皆主之。

【方藥】白鮮皮、白朮、芍藥、桂心、川芎、當歸、杏仁、防風、甘草各 15g。

【用法】諸藥以水 500ml，合煮取 200ml，強人分四服，贏人分六服。

五、馬灌酒除風方

方藥來源：《武當秘方》。方書曰：「常山太守，馬灌酒，因患風痹，臥床半年，遇一道士，授一方，遵方服藥一劑，即氣血通，精氣旺，五臟六腑平和，耳聰目明，悅澤顏色，頭白更黑，齒落更生，服藥二十日力倍增，六十日志氣充盈，八十日能夜書小楷，服藥百日，至神明，房中強壯如三十歲時，力能引弩，年八十歲服之，亦當有子，病在腰膝皆能治之，神方也。」

【方藥】天雄 60g（生用），商陸根、躑躅、蜀椒各用 15g，烏頭 1 枚，附子 10g，桂心、白薇、山萸肉、乾薑各 20g。

【製法】上藥 10 味，研末以絹袋盛之，酒 5kg，春夏 5 日，秋冬 7 日，去渣，若恐酒酸以酒罐裝好，覆之，下入井中近水處令不酸也。

【服法】初服 15ml，稍加至 20ml，藥渣搗細末，每次用酒服 3g，日 3 次，以知為度。

六、又方

【功效】治八風十三痹，偏枯不遂，宿食久寒，五勞七傷及婦人產後餘疾，月水不調，皆可治之。

【方藥】礜石、桂心、白朮、狼毒、半夏、石楠、白石脂、龍膽、續斷、芫花、白石英、代赭石、甘松、石韋、玄參、天雄、防風、山茱萸、桔梗、藜蘆、卷柏、細辛、寒水石、烏頭、躑躅、蜀椒、白芷、秦艽、草烏各 30g，石膏 80g，蜈蚣 10 條，當歸 50g，熟地 60g，川芎 30g。

【製法】上 34 味研粗末，以酒 10kg 浸 21 日，過濾，藥渣曬乾，搗為細末，備用。

【用法】每服酒 20ml，沖服藥末 3g，日再加之，以知為度。

七、朱道治瘟疫方

【功效】凡遇瘟疫流行之年，人畜互染，症見頭痛如擊，高熱抽筋，胸中煩悶，欲吐欲瀉，腹中絞痛，手足青紫，呼吸困難而亡，若急服此方，針、灸並施之，或能十癒八九，稍延時不救。

【方藥】千金子 6g，五倍子 15g，山慈姑、大戟各15g，二丑 15g，巴豆（去油）15g，麝香 3g，金箔 10 張15g，犀角 6g。

【製法】上藥選正品上等藥材，去雜質，洗淨曬乾，揀乾淨密室，分別將上藥研極細合勻，糯米濃汁合藥，製成丸，如棗核大，以飛硃砂為衣，曬乾備用。

【用法】每次用生薑煎湯送服 1 丸，每日可服 3 丸，配針灸治療。

【取穴】足三里、內關、曲池、上脘、中脘、中樞、合谷。另用青鹽 1kg，艾葉 250g（搗碎），用醋拌濕，蒸熱敷腹部。

八、趙仙姑治癢疹方

【功效】體虛多汗，受風、熱、濕、寒邪侵入膚內，正氣不能排邪於體外，邪氣輕尚未入內，症見皮癢起疹瘙癢難忍，疹塊或白或紅，時消時犯，重者胸悶氣短，有延年累月不癒者，此方甚效。

【方藥】蒼朮 10g、防風 10g、荊芥 10g、白芍 15g、當歸 15g、丹參 15g、白鮮皮 10g、桂枝 10g、靈仙 10g、川草烏各 6g、甘草 10g、黃芩 10g、黃柏 15g。

【用法】上藥用水 1000ml，煮 4 升，分 4 次服用，每日服 2 次，藥渣加楸樹葉、樟樹葉、槐樹枝各 100g，煮水浴之。

九、趙仙姑治小兒抽搐方

【功效】治小兒高熱抽搐，角弓反張及嬰兒臍風，又治狂犬咬傷。

【方藥】壁錢 1 個，僵蟲 7 條，全蟲 7 條，蟬蛻 7 個，南星 10g，蜈蚣 1 條，紅地龍 7 條（韭菜地裏佳）。

【製法】上藥除地龍另用，共研細末，糯米濃汁為丸，如小米大，飛硃砂為衣，曬乾備用。

【用法】先將鮮地龍洗淨研碎，用井水沖湯服丸藥，視病輕重及患兒大小，每次可服 3～30 丸，2 個小時服藥一次，以抽止熱退為度。

十、趙仙姑治小兒抽搐法

【功效】退熱止抽。

【方法】用細瓷碗打碎，選擇鋒利者，點刺患兒背部，由大椎到肺俞，兩側各七針，見血即止。刺後患兒避風 1 日，勿洗之。

十一、風疹外治方

【功效】風濕疹（蕁麻疹）。

【方藥】蒼朮、白芷、白鮮皮、防風、靈仙、槐樹枝、桑樹枝、桃樹枝、桂枝各 30g。

【用法】煮水燻洗之，每日 1 次。

十二、風疹外治方

【功效】治風疹瘙癢。

【方藥】鮮韭菜半斤，搗碎，擦癢處，稍用力，癢止為度。

【按】巽卦諸方，多有毒性，內服慎之，一定要在正規中醫指導下使用諸方。用之得法，其效甚靈。

✻ 第七節　武當道教醫藥「艮卦」秘方

艮為山。八卦中艮卦的符號的產生，是古人觀察山是由一塊一塊石頭組成，故畫象徵高山中大小不同的石塊，再由低到高，最上一層是起伏不平的山頂線，用（☶）畫出，於是形成了象徵山的符號（☶），即艮卦也。

另外一種理解，山是由一道道山樑和一道道溝凹構成，用（☰）表示兩道山樑，一道溝凹，以（一）表示山樑和山凹向山的主體最高處的橫線，這樣就形成了艮卦的符號（☶）。

以象出：艮卦在時天代表雲，艮卦在地理代表山，艮卦在人物代表少男，艮卦在時序代表冬春之月，艮卦在五色代表黃色，艮卦在五味代表甘，艮卦在人身體代表手指、骨、背部，所以凡是手指、骨、肩背部有病，都歸屬艮卦藥方醫治。

艮卦代表黃色，在人體黃色屬於脾色，艮卦五味代表甘味，甘味屬脾。

艮卦是山，山亦為土地，人體五行配五臟，脾屬土，故而艮卦和脾的關係密切，脾主運化，因此，治療因脾虛運化不良的方藥亦歸於艮卦。

一、補脾潤腸湯

　　【方藥】太子參 30g、黃蓍 50g、白朮 30g、肉蓯蓉 30g、生地 30g、當歸 30g、枳殼 10g、厚朴 10g、防風 10g。

　　【功效】補脾潤腸，理氣通便。治療因脾氣虛弱，運化失調，而大腸失養，液血枯燥所致的頑固性便秘，此病多見產後及中、老年患者。

　　【按】此方為筆者所創，方中用參、蓍、朮補氣健脾，補充脾運化功能的力量。

　　用蓯蓉、生地、當歸養血潤腸通便，用枳殼、厚朴寬腸理氣恢復胃腸蠕動功能，方中用防風一味，是風藥，風藥善行數變，能加強胃腸蠕動功能，且又不傷胃腸，大大地提高了方藥的療效。

二、三豐勝濕湯

　　【方藥】藁本 3g、防風 3g、羌活、獨活 6g、川芎 3g、蔓荊子 1g、甘草 6g、葛根 5g、薑黃 5g。

　　【用法】上藥 1 劑，加水 400g，煎 200g，分 2 次服用。

　　【功效】肩背疼痛，不可回顧，是太陽經氣鬱而不行所致，可以用風藥消散，脊痛腰強，腰似折，項以拔，是太陽經氣不通造成，治宜用三豐勝濕湯。

　　【按】本方用藁本、防風、羌活、獨活、蔓荊子除解太陽氣鬱，因風藥善行，此方舒太陽經氣多用風藥，川

芎、薑黃能理氣、活血止痛，葛根解肌、舒筋，能緩解肩背肌肉攣縮而引起疼痛，甘草調和諸藥。

三、太乙豁痰湯

【方藥】製半夏、炒梔子、陳皮、海桐皮、枳殼各10g，桔梗、赤芍、製蒼朮、香附子各6g，茯苓6g，川芎5g，薑黃5g，甘草4g。

【用法】上藥劑加生薑10g、水1kg，煎取250g，分2次服，若疼痛劇烈者，可加朴硝5g。

【功效】肩背疼痛，脈沉而滑，是疾痛，可用此方。

【按】方中半夏、陳皮、桔梗化痰，枳殼、香附理氣，赤芍、川芎、薑黃活血止痛，海桐皮、製蒼朮、茯苓除濕健脾，梔子、甘草清熱，體現了痰所生，病在脾，脾是生痰之源，故先健脾，其實半夏、陳皮即有化痰的功效，又有健脾功效，武當道教醫藥說，熱極生痰，故在方中用有清熱的梔子、甘草、芍、芎、薑黃、海桐皮能活血止痛解局部疼痛。細品此方，它即治表，亦治裏，體現了治病求本。

四、仙人提肩湯

【主藥】防風、羌活、藁本、川芎各10g，炒白芍50g，酒炒黃連、酒炒黃芩各5g，甘草3g。

【功效】治風熱犯肺，肩背強直作痛。

【用法】上藥1劑，加生薑3片，加水500ml，煎取半斤分2次服。有濕者另加蒼朮、薏仁各10g，氣虛加人參6g，汗多加黃蓍20g，血虛加川芎、當歸、生地各10g。

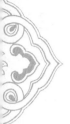

五、通氣防風湯

【方藥】防風、羌活、陳皮、人參、甘草各 15g，藁本、青皮各 6g，白荳蔻、黃柏各 6g，升麻 5g，柴胡、炙黃耆各 10g。

【功效】治肩背疼痛，汗出，小便頻而數量少，風熱乘肺，肺氣鬱積，所致肩背疼痛。

【用法】上藥 1 劑，加水 500g，煎取 250g，分 2 次服用。

【按】以上兩方皆言肺熱所致肩背疼痛，可見每個症狀相同，病因不盡相同，故孫思邈在《大醫精誠》曰：「今病有內同而外異，亦有外同而內異。」

故在臨床上，作為一個醫生，不能只看局部而不注意辨證。

六、甲癬一泡靈

【方藥】枯礬、白礬各 30g，地骨皮 60g，豬牙皂、側柏片、花椒、雄黃各 15g，好醋 60ml。

【功效】治療甲癬。

【用法】先將豬牙皂搗爛，地骨皮、側柏片、花椒加水 1000ml，煎至 400ml，藥渣再加水 800ml，煎取 300ml，將兩次藥含在一起，燒開，投入枯礬、白礬、雄黃粉，待溫加醋與上藥攪勻，將患手浸泡 20～30 分鐘，然後用刀削除肥厚病甲至甲床，外敷「鳳仙靚甲膏」，隔日用藥一次。

附方：鳳仙靚甲膏

【方藥】乾白風仙花麵 150g、蜂蜜 150g，兩藥調勻

成膏，配上藥使用。

【按】上法治療甲癬有效率可達 90%以上，但就是療程太長，一般需治療 2～3 個月，方癒。

治療同時，要積極治療手癬、足癬，否則傳染源不去，極易導致反覆感染。

七、大黃瀉熱湯

【方藥】大黃（切細，水一升漬一宿）10g，甘草10g，澤瀉、茯苓、黃芩、細辛、芒硝各 6g，橘皮 6g。

【功效】治脾膜厥，逆大，腹中熱，切痛，舌強腹脹，身重，令不下，心下熱注於脾急痛。

【用法】上藥先煎甘草、澤瀉、茯苓、黃芩、細辛、橘皮用水 600ml，煮取 300ml，去渣取汁，再下大黃煎兩沸，去渣，下芒硝化開，分 3 次服用。

八、仙人健脾方

【方藥】人參、當歸、桂心、茯苓、桔梗、川芎、厚朴、甘草、橘皮、吳茱萸各 10g，白朮 15g、麥芽 15g。

【功效】治脾胃俱虛，苦飢寒痛。

【用法】上藥，以水 600ml，煮取 300ml，分 3 次服。

九、承氣瀉實熱方

【功效】治脾勞實，四肢不用，五臟乘反脹滿，肩息氣急不安。

書中論脾勞曰：「凡脾勞症者，補肺氣以益之肺，肺氣旺，感應於脾，是以聖人春夏養陽，秋冬養陰，氣以順其根本矣，肝心為陽，脾肺腎為陰，逆其根則伐其本，陰陽四時者，萬物之終始也。」

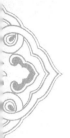

【方藥】半夏、乾薑各 10g，茯苓、白朮、杏仁各 6g，竹葉、橘皮、白芍各 5g。

【用法】上藥 8 味，以水 600ml 煮取 300ml，分 4 次服用。

十、治關格大便不通方

【功效】治腹脹便秘不通，小便困難稱關格。

【方藥】朴硝、烏梅、桑白皮各 15g，芍藥、杏仁各 10g，麻仁 6g，大黃 5g。

【用法】上 7 味，以水 600ml 煮取 300ml，分 3 次服用。

一書中此方無烏梅加枳殼、乾地黃各 15g。

十一、太乙龍骨圓

【功效】治下血痢腹痛，伴有高熱不退。

【方藥】龍骨、龍膽草、羚羊角、當歸、附子、乾薑、礬石、黃連各 30g，赤石脂、犀角、甘草、熟艾各 80g。

【製法】上藥十二味為細末，煉蜜為丸如小豆。

【用法】先服 15 丸，3 日後加至 30 丸。

十二、太乙止痢方

【功效】治大冷調痢，腸滑下赤白如魚腦，日夜無節度，腹痛不可忍者。

【方藥】黃連 18g，乾薑 6g，當歸、阿膠各 6g。

【製法】上四味，以大酢八合烊膠和之，並手丸，如小豆大，候乾。

【用法】大人服 30 丸，小兒服 3～9 丸，每日 2 次。

✳ 第八節　武當道教醫藥「兌卦」美容美髮秘方

兌卦（☱），兌，悅之意，首先讓民喜悅。它在天時，代表雨澤、新月，在地，代表水，在人物，代表少女，在人事，代表舌、肺，在五色，代表白。

從以上字面理解，道教兌卦秘方，是讓人喜悅，貌如少女，永遠不老。所以，大凡能美容、美體、健齒、保健藥方皆歸為兌卦範疇。

一、美膚麗顏方

（一）仙姑沐面方

【方藥】白果仁 100g、白朮 100g、白蔹 100g、白丁香 20g、麝香 2g。

將上藥研為極細麵，每日早、晚將藥麵用自然梨汁或黃瓜汁調膏外搽面部，不過 10 日，可使面部黑斑全祛，面自然光澤，白滑如熟蛋白。

此方屬純天然藥物，美白皮膚療效可靠，且無任何毒副作用。

（二）白仙姑駐顏方

【方藥】鮮白果仁 100g、上等白酒 250g、立夏前的柿樹葉曬乾 200g、白朮 200g。

將白果仁泡在白酒中 20 天備用，白朮、柿樹葉研極細麵。每日睡前用白果仁酒少許，調上述藥麵 2g，塗面部，第二天早晨洗去，可以祛皺祛斑，如連用百日，可使 50 歲的人面部皮膚如同十五、六歲少女一樣自然紅潤光

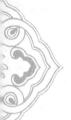

澤。此方 3 味皆為養顏佳品，加上少許白酒活血，是理想的美容妙方。

（三）觀音駐顏神丹

【方藥】雲母粉 50g、石鐘乳粉 50g、白茯苓 50g、柏子仁 50g、人參 30g、續斷 30g、菊花 40g、桃花 40g、玫瑰花 40g、生地 50g、白朮 100g。

將上藥如法炮製後，分別研為細麵備用，再用銅鍋蒸黍米 500g，至米如稀泥狀，與上藥麵拌勻，製成小丸曬乾，收藏在瓷罐內。

每日、晚各用白開水送服 10g 藥丸，服用 10 天後力量倍增，30 日面如桃花，膚如膏脂，服用百日身輕腿健，行走如風，全身透出花香味。

此方為一趙氏坤道所藏方，方中人參、續斷、生地、柏子仁、白茯苓皆能益元氣，通血脈，養心補肺腎，白朮健脾，以養後天之本，桃花、菊花、玫瑰花能祛風、美膚、養顏，雲母、鐘乳中含有礦物元素鎂，鎂有良好養顏、美膚作用。

故長服此方，能起到美膚麗顏效果。

（四）王母娘娘駐顏仙丹

【方藥】天門冬 50g、白茯苓 50g、白朮 100g、黃精 100g、桑葚子 100g、何首烏 100g、人參 50g、蒼朮 50g、枸杞 100g、白蒺藜 100g、香白芷 100g、白僵蟲 50g、柏子仁 100g。

將上藥研極細麵，煉白蜜 1000g，拌藥麵至勻，做成丸，如梧桐子大。

有坤道 40 有餘，面生黑斑，自愧醜陋，難以見人，服用此丸，3 月餘，顏如嬰童，肌膚如膏脂，人云其美如天仙。本方能補肝腎，養陰活血，美膚安神。

（五）觀音麗膚丹

【方藥】卷柏 100g、地黃 100g、人參 100g、麥冬 100g、土茯苓 100g、武當山追風草 100g、藏紅花 50g、沙參 100g、黃精 100g。

將上藥研極細麵，煉蜜為丸，如梧桐子大，每日早、晚用白開水送服 10g 丸藥。

【主治】全身皮膚粗糙，肌膚甲錯，月經不調，癬疥諸疾。

（六）周仙姑治雀斑方

【方藥】霜梅肉 50g、櫻桃嫩枝 50g、皂角 50g、白丁香 10g、武當山追風草 50g、紫背浮萍 50g。

上藥研極細麵，調入洗面膏中，每日用此膏洗面二三次，其斑自去。

（七）陳道姑治面瘡方

【方藥】白蚤休、山慈姑、武當山追風草。

上藥各等份研極細麵備用。用 50%蘆薈液調膏，每日用硫黃、虎杖各 20g，大黃 20g，透骨草 20g，煎水洗面，洗畢後，外擦上述藥膏，每日用 2 次，藥膏現配現用好。

筆者用此方治療痤瘡 68 例，皆在 10 天左右痊癒。

（八）武當十香散

【方藥】甘松 50g、白芷 50g、白蘞 50g、白及 30g、白附子 30g、白果仁 50g、細辛 30g、白丁香 10g。

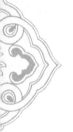

　　將上藥研極細粉，用上等白木耳，小火燉煮 3 小時以上，使煮的湯黏手為妙，取白木耳湯適量，每次調武當十香散 5g，塗於面，每日晚上用藥，早晨洗去。可令人面部光澤紅潤，致老不皺並能消除一切面部黑斑。

　　方中諸藥，可去皺紋，澤皮，消黑斑，美白皮膚，是值得研究的一個美容妙方。

　　【體會】道教是個愛美之教，人們常稱道人「道貌岸然」，說明道教衣者講究，注意皮膚及身體各方面的護理。

　　另外，道教追求的是「長生駐世」，把修練有素的道人稱作真人，得道者，或者叫仙人、仙女、仙姑等，成仙是道教追求的最終目標，人們常說「美若天仙」。因此，道教在美身、美膚、美髮方面積累了大量有效方藥，這些美容藥方筆者均試用於臨床，療效十分確切，希望這些方藥能對我國的美容美顏事業起到一定參考價值。

　　（九）尚氏健脾消斑湯

　　【方藥】黨參、茯苓、丹參各 15g，白朮（炒）、澤瀉、澤蘭、桑葉、菊花、冬瓜仁、白蒺藜各 10g，薏米仁 20g，炙甘草 6g，細辛 3g，白附子 5g。

　　水煎服，每日 1 劑。

　　【功效】健脾化濕，活血消斑，治黃褐斑等。

　　（十）尚氏舒肝消斑湯

　　【方藥】當歸、白芍、生地、丹參各 15g，柴胡、香附、紫草、白芷、白茯苓、山梔、丹皮、炒白朮 10g，炙甘草 6g，大棗 4 個。

水煎服，每日 1 劑。

【功效】舒肝解鬱，消斑養顏，治黃褐斑等。

（十一）尚氏補腎消斑湯

【方藥】生地、熟地各 20g，棗皮、山藥、茯苓各 15g，丹皮、澤瀉、紫草、紅花各 10g，白芷、炒白朮各 6g。

水煎服，每日 1 劑。

【功效】補腎養陰，活血消斑，治黃褐斑等。

二、美髮健齒方

（一）彭祖養生方

【方藥】枸杞子 68g、核桃仁 68g、何首烏 68g、黑小豆 250g。

將上藥放入 3kg 水中，熬至 1kg 水，放小豆煮至半熟，撈起曬乾，再放入原藥水中煮至藥水全入豆中，取出曬乾，再用 7 歲前乾、坤童便，將小豆泡脹，再次曬乾。每日早、晚各服小豆 50 至 100 粒，白髮可以變黑，齒健不落，有返老還童功效。

（二）邵應節真人方

【方藥】首烏（如法九製）500g，白茯苓（牛乳九製）、懷牛膝（酒、鹽、童便分別製後）各 132g，枸杞子（寧夏產者佳）132g，當歸身（酒製）132g，菟絲子 120g（同黑豆 100g 煮半熟，再加酒煮至豆熟），黑小豆 100g，骨碎補（酒製）132g，黑芝麻 132g。

將上藥研極細麵，煉蜜為丸，每丸重 10g，每日早、晚用白開水送服二丸，有黑髮、生髮、輕身美容顏、增強性功能多種效果。

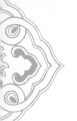

（三）王真人白髮還黑方

【方藥】馬齒莧子 200g、白茯苓 64g、熟地 130g、澤瀉 64g、卷柏 64g、人參 64g、松脂 130g、桂心 32g。

將上藥研極細麵，煉蜜為丸。以溫皇酒每次送服 6～10g，每日 2 次服用。主治血虛髮白。

此方為道士王懷隱所集，馬齒莧子能黑髮，筆者在其他書中尚未見過，想來此藥無毒，可以試用之。

（四）王子喬白髮變黑方

【方藥】玉英、容城、金精、長生各等份。

註：甘菊三月上寅日採花，名曰玉英；六月上寅日採葉，名曰容城；九月上寅日採花，名曰金精；臘月上寅日採根莖，名曰長生。諸藥採集後只能放乾燥處陰乾，不能曬乾。

將上藥研細麵，煉蜜為丸，桐子大。每日 3 次用皇酒送服 7 丸，百日內身輕膚澤，白髮變黑，服之 1 年齒落再生，久服有延年益壽之功。

【體會】道教無論乾、坤都是留長髮，在頭上盤成雲結，所以道士們認為，有一頭黑髮是代有自己修練有素，更是美的象徵，所以道教在美髮方面積累了大量的秘方、驗方。

筆者試用幾方，40 歲以前白髮者均能在短期變黑，我認為這些方藥很有研究、開發和應用的價值。

第二章
武當道教醫藥避瘟疫秘方

古代所稱的瘟疫即是當今傳染性疾病。因為道教素來是「重人貴生」，追求的是「長生久視」，所以對疾病的預防是特別重視，歷經數十代道醫們的不懈努力，上有三國時期的「諸葛武侯行軍散」直至清朝中葉，武當山道教的醫生們，研究了一套較為完整的傳染病預防方法。採用口服、沐浴、薰、佩、塗等諸預防方法，這些寶貴的方藥傳入民間，為八百里武當山境內的勞動人民的健康曾做出過重大貢獻。

這些古老的預防方法，雖然未能遇上現代的傳染性疾病，如 B 型肝炎、性病、艾滋病、非典等，但是，這些方藥在排除體內毒素、提高人體免疫力、增強人體抗病能力、空氣消毒、潔身淨膚、抗拒病毒侵入都能起到一定的作用。現介紹出來，但求方家確認，是否這些秘方能對現代這些傳染性疾病起到預防作用。

一、神仙太乙紫金丹（一名紫金錠、一名萬病解毒丹、一名玉樞丹）

【功效】解諸毒，療諸瘡，利關節，通九竅，可防瘟疫，瘴氣，惡菌，能治一切食物中毒、藥物中毒、各種毒蛇及毒蟲咬傷、B 型肝炎、痢疾和各種頑惡的瘡癤、半身不遂等。

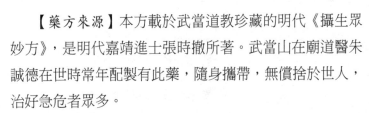

【藥方來源】本方載於武當道教珍藏的明代《攝生眾妙方》，是明代嘉靖進士張時徹所著。武當山在廟道醫朱誠德在世時常年配製有此藥，隨身攜帶，無償捨於世人，治好急危者眾多。

【方藥】山慈姑 60g、五倍子 60g、千金子 30g、麝香 10g、紅芽大戟 50g。

註：紅芽大戟要杭州所產的紫大戟為上，江南土大戟次之，北方所產的綿大戟，色白者太峻利，反能傷人，弱人服之吐血，此藥用時要慎之、慎之。

【製法】製此藥宜選在端午、七夕、重陽節或是天德黃道吉日。在一僻靜淨室，焚香消毒空氣，五倍子洗刷乾淨，麝香揀淨毛、血皮殼，諸藥都需先洗揀極淨、焙乾或曬乾，共研為極細麵，攪和百次至勻，再用 100 目羅，重羅兩遍。依方用糯米濃汁調和藥麵，於木或石臼內，不用鐵器杵千餘下，以極光潤為度，每錠重為 3g，曬乾，用金鉑紙包之備用。

【用法】每次服用一錠，每日可用 3 次。凡治食物中毒、山瘴惡氣中毒，均可用涼水磨服一綻，病勢特重者可連服至 5 綻無妨。服藥後，病人或吐或瀉，病症隨手便癒。若治療 B 型肝炎、痢疾、性病（梅毒和下疳）等病需用千里光 60g、土茯苓 30g，熬為 100ml 濃汁，每用 30ml 濃汁磨 1 綻，每日 3 次。

凡治一切毒蛇及毒蟲咬傷，可用薄荷 60g，熬濃汁如上述，每磨服一綻，外用視傷勢大小可用數綻磨膏外敷患處，每日換藥 1 次，症狀嚴重者，可磨 1 綻口服，每日 3

武當方藥精華

次，以防毒邪攻心。

凡中風、口眼歪斜、牙關緊閉、半身不遂及風濕關節風腫、手腳腰腿疼、步行艱難者，用溫酒送下一綻，每日3次。

二、觀音神香

【功效】能淨化空氣、消毒房間、殺蟲防蝕、醒神防病，居家常用最好。

【藥方來源】本方載於手抄本《武當秘方》一書。本方為道教廟觀敬神的上等香。

【方藥】廣木香、生蒼朮、香白芷、甘松、沉香、檀香、降香、艾葉（一方有麝香少許）上藥各等份。

【製法】將上藥共研為細麵，以糯米濃汁調和藥麵，製成塔香，陰乾，密封，放陰涼乾燥處備用。

【用法】一般 100 平方米的房間，只需用 1 盤，房間密閉，點香燻 4 個小時，每日 1 次。

三、六香沐浴湯

【功效】能潔身淨膚，預防接觸性傳染性疾病如 B 型肝炎、性病、皮膚濕疹，對皮膚瘙癢有治療作用，並有香體嫩膚的作用。

【藥方來源】本方載於《正統道藏》。是道教作金懺時，高工法師及樂師們工作前沐浴之方。

【方藥】廣木香 100g、沉香 32g、檀香 32g、二丑 100g、千里光 100g、白芷 100g。

【用法】上藥 1 劑，煎水 40kg，倒入沐浴桶內，浸洗半小時，必要時使用。

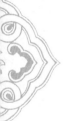

四、避瘟疫香袋

【功能】瘟疫流行時，佩帶此袋，進入疫區，可減少傳染率。此方在武當山地區流行甚廣，每逢農曆五月，當地群眾常用此方作成香袋，佩在小孩胸前，此避溫防病，效果甚好。

【藥方來源】此方為在廟道醫朱誠德傳授。這次「非典」時期，筆者全家老小均佩帶此袋，心中非常安慰。

【方藥】生蒼朮、吳茱萸、雄黃、艾葉各 10 克，冰片 5 克。

【製法】將上藥研為細麵，用黃布或紅布做成美觀之心狀小袋，佩於胸前或裝在上衣口袋內均可。

五、雄黃酒外塗法

【功效】能防各種毒蟲進入耳、鼻並能防瘟疫，避邪氣。

【本方來源】武當山道教世代相傳方。

【方藥】雄黃（水飛）100g，白酒 100g，倒雄黃入酒內攪勻。

【用法】端午節，塗於額部、耳外、鼻外。

六、強身避邪丹（一名延壽方）

【功能】此方能增強人體免疫力，提高人體抗病能力，長期服用此方，能延年益壽，強筋壯骨，補氣補血，且無任何毒副作用。

【藥方來源】本方載於《攝生眾妙方》，為武當山修真養性的高道們常服的保命健身方。

【方藥】石菖蒲（用銅刀刮去皮節，用嫩桑枝的枝條

相伴蒸出曬乾，去桑枝，備用），懷山藥（去皮曬乾），遠志（酒浸去心，曬乾），巴戟（先用枸杞子湯浸一宿待軟濾出，再用無灰酒浸泡 10 天，濾出用菊花同焙乾，蒸 4 小時，焙乾備用），茯苓（去皮心），楮實子（用水浸泡 3 日，將漂浮者去之不用，用沉者酒浸 3 日，曬乾備用），山茱萸（去核用），熟地（按古法九蒸九曬備用），肉蓯蓉（先用酒浸軟，劈開中心，去白膜，焙乾備用），枸杞子（甘肅產者佳），小茴香（酒浸，曬乾備用）。

【製法】上藥均按各自的炮製方法，如法炮製，揀淨雜質，取各等份，分別研為細末，和勻，無灰酒打麵糊為丸，如梧桐子大。

【用法】每服 30 丸，空腹時用溫酒或者白開水送服，每日 3 次。

【服藥後效應】服上藥 5 天便覺身體輕鬆，服藥 10 天，精神快爽，服至 20 日，語言響亮，手足汗出，服至一年，白髮變黑，行走如飛，久服之，百病消除，毒邪及寒暑不侵，容顏如童子一般，故可延年益壽，真乃仙藥也。據原書介紹，君若不信此方的神奇，可將此方配好，餵白犬 3 個月，其白犬能變成黑犬，是其藥之驗也。

吾師朱誠德道醫，曾服過兩劑此丸，不僅治好了風濕病及其他多種疾病，年至 97 歲，耳聰目明，行動正常，可見此藥之效應。

討論：

本文所收集的武當道教醫藥避瘟疫的方藥，說明，武當的道醫們，不但重視治病，而且自古就重視防病。

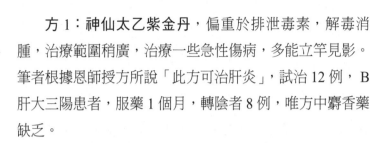

　　方 1：**神仙太乙紫金丹**，偏重於排泄毒素，解毒消腫，治療範圍稍廣，治療一些急性傷病，多能立竿見影。筆者根據恩師授方所說「此方可治肝炎」，試治 12 例，B肝大三陽患者，服藥 1 個月，轉陰者 8 例，唯方中麝香藥缺乏。

　　方 2：**觀音神香**，是武當道教敬神的上等香，有淨化空氣，消毒防蝕，醒神防病的功效。根據有關文獻介紹，生蒼朮、白芷、甘松、艾葉燃燒的煙，能殺死一些病毒和細菌，幾味芳香藥，能醒神，提高人體的抗病能力。

　　方 3：**六香沐浴湯**，能潔膚解毒，對一些接觸性疾病的病毒有極好的清潔和殺滅作用。

　　方 4：**避瘟疫香袋**，使用方便，自古使用至今，細品此方，氣味芳香，佩於胸前，呼吸時，其藥氣可進入鼻腔及上呼吸道，能增強局部的抗菌能力。

　　方 5：**雄黃酒外塗法**，可直接殺傷鼻、耳及面部的病毒和細菌，並有防毒蟲的作用。

　　方 6：**強身避邪丹**，能補肝腎，健脾胃，提高人體自身免疫力，達到「正氣存內，邪不可干」的目的。

第三章
武當道教醫藥健身藥膳方

一、高血壓

高血壓是指動脈血壓過高，即舒張壓超過 90mmHg，或收縮壓超過 140mmHg，可分為原發性高血壓和繼發性高血壓（症狀性高血壓）兩大類。

前者是種病因尚未完全明了的以動脈血壓增高為主要表現的常見疾病，屬武當道教醫藥的頭痛「眩暈」範疇，後者是由於某些疾病引起，作為這些疾病的主要症狀之一，本節主要討論前者。

（一）拌菠菜海蜇解頭痛面赤

【方劑】菠菜根 100g，海蜇皮 50g，香油、鹽、味精適量。

【製用法】先將海蜇洗淨成絲，再用開水燙過，然後將用開水焯過的菠菜根與海蜇加調料同拌，即可食用。

【功效】平肝、清熱，降血壓。可解除高血壓之面赤、頭痛。

（二）松花蛋菜粥治高血壓

【方劑】松花蛋 1 個、淡菜 50g、大米 50g。

【製用法】松花蛋去皮，淡菜浸泡洗淨，同大米共煮作粥，可加少許鹽調味。食蛋菜飲粥，每早空腹用。

【功效】清心降火。治高血壓、耳鳴、眩暈、牙齒腫

痛等。

（三）鮮番茄治高血壓

【方劑】鮮番茄2個。

【製用法】將番茄洗淨，蘸白糖每早空腹吃。

【功效】清熱降壓、止血。

（四）菊槐綠茶飲治高血壓

【方劑】菊花、槐花、綠茶各3g。

【製用法】以沸水沏。待濃後頻頻飲用，平時可常飲。

【功效】清熱、散風。治高血壓引起的頭暈頭痛。

（五）醋浸花生米治高血壓

【方劑】生花生米、醋各適量。

【製用法】生花生米帶衣者半碗，用好醋倒至滿碗，浸泡7天。每日早晚各吃10粒，血壓下降後可隔數日服用1次。

【功效】清熱、活血。對保護血管壁、阻止血栓形成有較好的作用。

（六）西瓜皮決明湯降血壓

【方劑】風乾西瓜皮30g、草決明15g。

【製用法】加水煎湯。代茶飲。

【功效】清熱、散風、降壓、通便。

（七）玉米鬚煎飲治高血壓

【方劑】玉米鬚60～80g。

【製用法】將玉米鬚曬乾，洗淨，加水煎。每日飲3次，堅持服用。

【功效】利尿、利膽、降壓、止瀉。玉米鬚中含有大量鈣、磷、鐵等微量元素，並含有豐富的谷氨酸，可促進腦細胞的新陳代謝，有利於人體內的脂肪與膽固醇的正常代謝。對治療高血壓病及慢性腎炎，有很好的作用。

（八）豬腦燉枸杞補虛治高血壓

【方劑】豬腦 1 副、懷山藥 30g、枸杞 30g、鹽少許。

【製用法】將懷山藥、枸杞用紗布包紮好，與豬腦加水共燉，將熟時下鹽或調料，食之。

【功效】補腎益精，健腦降壓。

二、陽　痿

陽痿現代醫學稱為性功能障礙或性神經衰弱。在臨床上較為多見，多因腎虛、驚恐或縱慾過度精氣虛損，或少年手淫，損傷腎氣，或思想過度，情志不舒，或濕熱下注，納穀不香，腰痠腿軟，面色不華，氣短乏力等症。

（一）牛鞭韭菜子等治陽痿

【方劑】牛鞭 1 根，韭菜籽 25g，淫羊藿、菟絲子各 15g。

【製用法】將牛鞭置瓦片上文火焙乾，磨細。淫羊藿加少許羊油，置於鐵鍋用文火炒黃（不要炒焦），再將韭菜子、菟絲子磨成細麵，然後將上藥混勻後裝瓶備用。用時，每天晚飯後用黃酒沖服 1 匙，或將 1 匙藥加入蜂蜜中，用黃酒沖服。

（二）燉蟲草雞大補腎精

【方劑】冬蟲夏草 5 枚，母雞 1 隻，鹽、味精適量。

【製用法】將雞開膛取出雜物，洗淨，冬蟲夏草放入

鍋內加水燉 1 個半小時，待雞肉熟爛時下味精少許。吃肉飲湯，日服 2 次，可連續服用 3~5 天。

【功效】補肺、益腎。用於腎虛之陽痿、遺精及腰痛、腿軟等。

【驗證】孫男，27 歲，經服上方後諸症均解。

（三）肝膽丸療陽痿驗方

【方劑】雄土雞肝 4 個，鯽魚膽 4 個，菟絲子粉（中藥）30g，麻雀蛋清（蛋黃不用）適量。

【製用法】將上藥拌勻，做成黃豆大藥丸烘乾或曬乾。每日 3 次，每次 1 粒，溫開水送服。

【功效】補腎助陽。專治陽痿。

【驗證】屢用效佳。

（四）蓯蓉粥滋腎氣補精血

【方劑】肉蓯蓉 15g，精羊肉 60g，粳米 100g，蔥白 2 根，生薑 3 片，精鹽適量。

【製用法】分別將精羊肉、蓯蓉切細。先用砂鍋加水煎蓯蓉取汁，入羊肉、粳米同煮，待沸後加鹽、蔥、薑煮成粥。秋冬季服用，每日 1 劑，5~6 天一療程。

【功效】滋腎益精，助陽滑腸。

（五）山藥桂圓燉甲魚

【方劑】懷山藥 15~20g，桂圓 15~20g，甲魚（鱉、圍魚）1 尾。

【製用法】先用沸水沖燙甲魚，使其將尿排出，然後切開去掉內臟，洗淨，再分切塊。將甲魚肉、甲殼、山藥、桂圓放入燉盅內加水適量，隔水燉熟。喝湯吃肉，每

週 1 劑。

【功效】補腎益脾，固精扶陽。

（六）泥鰍棗湯治陽痿不舉

【方劑】泥鰍 400g，大棗 6 枚（去核），生薑 2 片。

【製用法】泥鰍開堂洗淨，加水與棗、薑共煮，以一碗水煎煮至剩一半即成，每日 2 次，連服多日。

【功效】補中益氣，滋養強身。主治陽痿、遺精。

（七）雀蛋羊肉湯治陽痿不舉

【方劑】麻雀蛋 2 個，羊肉 250g，鹽少許。

【製用法】先煮羊肉至八成熟，後打入雀蛋再煮，用時加鹽。分 2 次吃完。

【功效】補腎溫脾，壯陽填精。用治脾腎陽虛之陽痿、腰膝冷痛、飲食不振等。

（八）海參羹治陽痿

【方劑】水發海參 100g，冬筍片 20g，水發冬菇 5g，熟火腿末 3g，豬油 3g。

【製用法】海參切片，冬筍切碎，豬油燒熟，放蔥薑末爆焦，倒入白湯，然後加入海參、冬菇、冬筍、鹽料酒、味精等，煮沸勾芡，倒入火腿末並撒上胡椒粉即成。

【功效】補腎益精。用治腎虛陽痿。

【驗證】李男，39 歲，經服上方症狀均解。

（九）白羊腎羹填精髓。

【方劑】肉蓯蓉 50g，蓽撥 10g，草果 10g，陳皮 5g，胡椒 10g，白羊腎 4 個，羊脂 200g，鹽蔥、醬油、酵母粉各用行之有效量。

【製用法】將白羊腎、羊脂洗淨，放入鍋內。將肉蓯蓉、蓽撥、草果、陳皮、胡椒用紗布包紮好，放入鍋內，加水適量置於爐火上燒沸，水開後用文火燉，待羊腎熟爛時，下蔥、鹽、醬油、酵母粉，如常法做羹。

【功效】補腎溫陽。用治陽痿、遺精、腰膝無力、脾胃食少、胃寒腹痛等。

【方劑】羊睾丸去筋膜，切成薄片。燒鍋置旺火上，倒入豬骨湯並加胡椒麵、蔥白、薑末、鹽等煮開，放入羊睾丸煮 5 分鐘，撒上香菜即成。

【功效】益腎壯陽。用治腎虛之陽痿、遺精、頭暈目眩等。

【驗證】以上兩方治療陽痿療效顯著。

（十）清炒蝦仁治陽痿

【方劑】蝦仁 250g，雞蛋清 1 個，澱粉 5g，鹽少許，白湯適量，熟豬油適量。

【製用法】蝦仁、蛋清、鹽、澱粉和勻。用熟豬油熱鍋，倒入和好的蝦仁等。用筷子攪散成粒並至顏色變白時，倒入漏勺內瀝去油。

炒鍋置上下旺火上，油 10g 燒熱，倒入蝦仁，再加黃酒、白湯、味精，煮沸勾芡，翻炒，撒上胡椒麵即成。

【功效】溫腎壯陽。用治腎虛引起的遺精、陽痿、早洩、頭暈目眩、身體倦怠等。

（十一）對蝦酒治陽痿遺精

【方劑】新鮮大蝦 1 對，白酒（60 度）250ml。

【製用法】將蝦洗淨，置於瓷罐中，加酒浸泡並密

封，約 10 天即成。每日隨量飲酒，待酒盡後，將對蝦烹炒。單獨食用或佐餐。

【功效】溫陽填精。用治陽痿、遺精等。

【驗證】屢用效佳。

（十二）海蝦仁蔥治陽痿

【方劑】海蝦仁 7g，大蔥葉（取粗綠含黏液多者為佳）3 條。

【製用法】將蝦仁裝入蔥葉內，曬乾，軋成粉。每日服 2 次，茶水送下。

【功效】補腎益精，通陽利氣。用治陽痿不舉、早洩等。

（十三）核桃鴨子療腎虛

【方劑】核桃仁 200g，荸薺 150g，老鴨 1 隻，雞肉泥 100g，油菜末、蔥、薑、鹽、蛋清、味精、料酒、玉米粉（溫）花生油各適量。

【製用法】將老鴨宰殺去毛，開膛去臟，洗淨，用開水燙一下，裝入盆內，加入蔥薑、料酒、鹽調成糊，再把核桃仁、荸薺，研碎和雞肉泥加入糊內，淋在鴨子膛內肉上。將鴨子放入鍋內，用溫油炸酥，撈出瀝去餘油，用刀割成長條塊，擺在盤內造形上桌。

【功效】補腎固精。

（十四）燉麻雀蝦治腎陽不足

【方劑】麻雀 5 隻，鮮蝦 5~100g，薑 3 片，醬油、味精、白酒各少許。

【製用法】麻雀去毛，開膛去內臟，洗淨。將麻雀、

蝦仁、薑片及調料等，放入燉盅內，注入八成滿開水，加蓋，放到沸水鍋內，隔水燉 3 小時左右，最後放入味精、白酒即成。食肉飲湯，隔 3 或 4 天食用 1 次，效佳。

【功效】壯陽暖腎。凡腎陽不足而致陽痿、尿頻、腰膝痠痛之患者，時常吃用，有較好的功效。常人食用強身補力。

（十五）麻雀蛋治腎虛陽痿

【方劑】麻雀蛋 6 個，鹽末。

【製用法】將麻雀蛋蒸熟剝皮蘸鹽末吃。每次吃 3 個，日用 2 次，可連續吃 3~5 天。

【功效】補腎、壯陽、強身。用治腎虛陽痿不舉，舉而不堅及早洩。

（十六）牛睪丸雞蛋治腎陽虛

【方劑】牛睪丸 2 個，雞蛋 2 個，白糖、鹽、豆油、胡椒粉各適量。

【製用法】將牛睪丸搗爛，雞蛋去殼，六物搗爛拌均勻，鍋內放少許食油燒熱煎熟。佐餐。

【功效】溫腎陽，生精益髓。

（十七）牛鞭杞子湯治陽痿遺精

【方劑】牛鞭 1 具，枸杞子 30g，鹽少許。

【製用法】牛鞭洗淨切段，同枸杞子共燉熟，加鹽。吃飲，分 2 次吃完。

【功效】補腎壯陽，收斂精氣。用治體弱腎虛，症見腰膝痠軟、遺精、陽痿、夜尿多。亦可作老人調理補養食品。

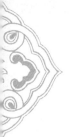

三、早 洩

早洩是同房時陰莖尚未接觸或剛接觸女方外陰，或陰莖雖進入陰道，但在很短的時間內便發生射精，隨後陰莖疲軟，不能維持正常性生活的一種病症，是比較常見的男性性功能障礙疾病。

成年男性均可發病，與年齡無明顯關係。

中國醫學認為，早洩多為淫慾過度，腎氣虧損，封藏失職，固攝無權，或相火熾盛，精關失攝，精液外洩所致。宜固腎攝精、清瀉相火為基本治療大法。

（一）芡實蓮子飲治遺精早洩

【方劑】大米 500g，蓮子 50g，芡實 50g。

【製用法】大米淘洗淨。蓮子溫水泡發，去心去皮。芡實也用溫水泡發。大米、蓮子、芡實同入鋁鍋內，攪勻，加適量水，如燜米飯樣燜熟。食時將飯攪開，常食有益。

【功效】健脾固腎，澀精止遺。用治陽痿不舉、遺精、早洩和脾虛所致的泄瀉等。

（二）鎖陽雞治男子早洩

【方劑】鎖陽、金櫻子、黨參、懷山藥各 20g，五味子 15g，小公雞 1 隻。

【製用法】將雞開膛去內臟雜物，洗淨，連同上述藥物一併放入大燉盅內，注入開水，注入開水八成滿，蓋上盅蓋，放入滾水鍋中，隔水燉 4 小時即成。

【功效】固腎止遺，滋陰壯陽。用治腎虛陽痿、遺精、早洩等。

（三）腎鞭湯治見色流精

【方劑】羊腎 2 個，羊鞭（公羊的生殖器）2 條，肉蓯蓉 12g，枸杞 10g，巴戟天 12g，山藥 15g，熟地 10g。

【製用法】羊腎剖開取去肉膜及導管後切條，羊鞭裏外洗淨，肉蓯蓉等五味用紗布包好，鍋內放水同燉，開鍋後改文火。吃肉飲湯，日服 1 次，連續食用 3~5 天。

【功效】補腎壯陽。用治陽痿不舉或舉而不久、不堅，對見色流精有較好的療效。

（四）炸麻雀治早洩

【方劑】麻雀 4 隻，花生油、鹽末各適量。

【製用法】將麻雀去毛及內臟雜物，洗淨、晾乾。將油放入鍋內燒至五、六層熱，下麻雀炸金黃色取也，把油倒出，用原鍋炒鹽末少許即成。吃時蘸鹽，每日 2 次，每次 2 隻，可連用幾天。

【功效】補腎壯陽。用治早洩、陽痿、遺精有較好療效。

四、遺　精

遺精是指不因性交而精液自行外洩的一種疾病。古謂：「有夢而遺精者，名曰遺精，無夢而遺精者，甚則醒時精液流出者，稱為滑精。」均因係精液外洩，故統稱為遺精，是男性常見多發病。

遺精次數過頻，每週 2 次以上，或夢時而遺，或醒時外溢，伴有精神委靡，腰痠腿軟，心慌氣喘等狀者，屬於病理性遺精。如成年男子，如果偶爾遺精，一般每週不超過 2 次，且次日無任何不適者，則屬於生理現象。

（一）蒸白果雞蛋治遺精

【方劑】生白果仁（即銀杏仁）4 枚，雞蛋 1 個。

【製用法】將生白果仁研，把雞蛋打一小孔，將碎白果仁塞入，用紙糊封，然後上籠蒸熟。每日早晚各吃 1 個雞蛋，可連續食用至癒。

【功效】滋陰補腎。用治遺精、遺尿。

（二）核桃豬腎治夢遺滑精

【方劑】核桃仁 30g，豬腎（腰子）2 個，蔥少許，薑 5 片，食油、鹽、醬油、味精各適量。

【製用法】將豬腎片煸炒，取出瀝盡污水。再次鍋燒熱加食油、用蔥、薑熗鍋，放入豬腎片、核桃仁、鹽、醬油等調料翻炒片刻，起鍋前下味精即可。連服 1 週有效。

【功效】滋陰補腎。用治腰痠腿痛、夢遺滑精等。

（三）荷葉治療夢滑精

【方劑】荷葉 50g（鮮品加倍）。

【製用法】研末。每服 5g，每日早晚各 1 次，熱米湯送服。輕者 1 或 2 劑，重者 3 劑可癒。

【功效】清熱止遺，升發清陽。用治夢遺滑精。

（四）龍骨粥固精止遺

【方劑】煅龍骨 30g，糯米 100g，紅糖適量。

【製用法】將龍骨搗碎，入砂鍋內加水 200g，煎 1 小時去渣取汁，入糯米再加水 600g、紅糖適量，煮至米爛粥稠。早晚空腹熱食，5 天為一療程，兩三個療程奏效。

【功效】鎮驚潛陽，收斂固澀。用治遺精、產後虛汗不止等。

五、陽　強

無性興奮狀態下陰莖容易勃起，且久久不倒，患者房事後仍不衰軟，即為陰莖異常勃起症，武當道教醫藥稱為陽強。

（一）韭菜子治陽物堅硬不軟

【方劑】韭菜子、破故紙各 30g。

【製用法】共研細末，每服 9g，日服 3 次。

【功效】滋補腎虛。用治腎虛興奮所致房事後陽物堅硬不軟之症。

（二）桃仁粥治陰莖不倒

【方劑】桃仁 15g，粳米 100g。

【製用法】將桃仁搗碎，與粳米按常法煮食用。

【功效】祛瘀血，通經絡。

六、陽　縮

縮陽是陰莖內縮不出，多伴小腹冷痛，多因受寒冷過度或身患急性瀉下、陽脫的一種病症。多用溫陽、復溫、解表方藥治療。

（一）白酒沖胡椒治縮陽

【方劑】白酒（60 度以上）適量，胡椒 50 粒。

【製用法】白酒用水溫熱，沖入軋碎的胡椒麵，趁熱服用。

【功效】除寒濕。用治縮陽。

（二）白酒煮蝦椒治縮陽

【方劑】白酒（60 度以上）適量，紅尖椒 2~3 個，鮮蝦 100g。

【製用法】先將辣椒、鮮蝦用油炒熟，沖入白酒煮沸。趁熱頓服。

【功效】益精氣，祛寒溫。用治男子生殖器縮入不出。

（三）韭菜汁治男子生殖器縮入

【方劑】鮮韭菜適量，白酒（60度）100g。

【製用法】將韭菜洗淨，切碎，搗爛，絞取韭菜汁一杯，加入白酒蒸服。頓服。

【功效】補腎助陽。用治縮陽，伴有面青唇白、汗出不止。

（四）烤老薑治縮陽

【方劑】老薑1塊。

【製用法】去皮烤熱。塞入肛門內，陽即伸出。

【功效】解表，溫中。用治縮陽。

（五）熱敷方治陰莖縮入

【方劑】老蔥白200g，老白干（或二鍋頭）150g。

【製用法】蔥白洗淨，切碎，入鍋炒至極熱，倒入白酒，拌勻。趁熱將蔥白酒糊敷於下腹部，待涼時加熱再敷，數次即癒。

【功效】活血，通陽。用治男子陰莖縮入，伴面青唇白、汗出如雨。

第四章
武當道教醫藥健身藥茶方

中藥茶劑方，使用於臨床，具有使用方便、口味清甜、療效可靠、患者容易接受之優點。

本人在臨床常用中藥茶劑治療常見疾病，取得理想效果，深受患者歡迎。現介紹如下：

一、便血茶

【方藥】生槐花 10g、白茅根 10g、太子參 10g、生黃蓍 15g、生甘草 3g。

【用法】每日 1 劑，用沸開水泡 15 分鐘後，代茶頻服。

【主治】大便帶血，伴有頭暈體倦、四肢無力、氣短納差者（排除腸道及肛門惡性病便血）。

二、便秘茶

【方藥】草決明（搗碎）40g、番瀉葉 6g、胖大海 10g、生地 20g、元參 20g。

小兒或體弱者、藥量酌減。

【用法】每日 1 劑，沸水泡 15 分鐘後，晨晚各服 1 次。

【主治】大便秘結、便柱如球狀、排除困難者。

三、水瀉茶

【方藥】車前草 30g（鮮品更佳，用量加倍）、胖大海 10g、穿心蓮 20g、生甘草 6g。

【用法】將上藥放入保溫瓶內，用沸開水泡 10 分鐘，代茶頻服。

【主治】水瀉尿少。

四、消腫止痛茶

【方藥】野菊花 30g、穿心蓮 30g、白花蛇舌草 50g、生甘草 10g。

【用法】每日 1 劑，將藥放入保溫瓶內，沸開水泡 15 分鐘後，代茶頻服。

【主治】痔瘡腫痛、肛周膿腫、肛瘻感染引起的肛門腫痛，服用本方可緩解症狀，減輕疼痛。

五、解表茶

【方藥】蘇葉 5g、薄荷 5g、二花 5g、甘草 3g。

【用法】沸開水泡 15 分鐘，代茶服。

【主治】風熱感冒，咽喉腫痛，咳吐黃痰，全身發燒及流行性腮腺炎等病。

六、明目茶

【方藥】冬桑葉 9g、野菊花 9g。

【用法】沸開水泡 15 分鐘，代茶服。

【主治】肝火旺盛、眼紅、眼癢及急性紅眼病。

七、活血茶

【方藥】紅花 9g、檀香 3g、生山楂 9g。

【用法】沸水泡 15 分鐘，代茶服。

【主治】冠心病、心絞痛及心煩、胸悶等症。

八、降壓茶

【方藥】菊花 9g、炒草決明 9g、生槐花 9g、生草

3g。

【用法】沸水泡服，每日 1 劑。

【主治】高血脂、高血壓、動脈硬化。

九、利咽茶

【方藥】桔梗 9g、生甘草 5g、二花 9g、元參 9g。

【用法】沸開水泡服，每日 1 劑。

【主治】急性咽炎、急性扁桃體炎。

十、急性咽炎茶

【方藥】山豆根 20g、元參 20g、生甘草 5g。

【用法】沸開水泡服，每日 1 劑，10 天為一療程。

【主治】急性咽炎反覆發作者。

十一、慢性咽炎茶

【方藥】麥冬 20g、金釵 10g、生地 20g、元參 20g、桔梗 10g、蘇葉 5g、厚朴花 5g、生甘草 5g。

【用法】沸開水泡服，每日 1 劑，10 天為一療程。

【主治】慢性咽炎、咽乾、咽痛、口渴、心煩、手足心發熱者。

十二、理氣茶

【方藥】綠萼梅 5g、桂花 5g、玫瑰花 5g。

【用法】沸開水泡服，每日 1 劑。

【主治】咽部神經官能症，道醫稱梅核氣，胸悶不舒等。

十三、醒胃茶

【方藥】砂仁、陳皮、厚朴花。

【用法】沸開水泡 15 分鐘，每日 1 劑，代茶服。

【主治】食慾不振、消化不良及脾胃不和等症。

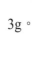

十四、升壓茶

【方藥】肉桂 3g、太子參 9g、炙甘草 3g、炙黃蓍 10g。

【用法】沸開水泡服，每日 1 劑。

【主治】益氣升壓，用於低血壓、精神不振、頭暈體倦及胃痛、腹痛屬虛寒者。

十五、利尿茶

【方藥】白茅根 50g、車前草 30g、生甘草 10g。

【用法】將藥放入水中，燒開，濾去藥渣，取藥液，代茶服，每日 1 劑。

【主治】急性尿道炎、膀胱炎。

十六、結核茶

【方藥】夏枯草 30g、生地黃 30g、蒲公英 30g。

【用法】水煎取藥汁，代茶頻服，10 天為一療程。

【主治】頸部淋巴結核、肺結核等。

十七、祛寒解表茶

【方藥】生薑 20g、蔥白 20g、紅糖 20g。

【用法】上藥水煎取汁，代茶頻服，10 天為一療程。

【主治】感受風寒，全身疼痛，發燒，頭痛鼻塞等症。

十八、清咽茶

【方藥】胖大海 5g、金釵 6g、桔梗 10g、生草 3g。

【用法】沸開水泡服，每日 1 劑。

【主治】咽乾、咽痛、咽喉嘶啞，可保護咽部。

十九、瀉火茶

【方藥】生大黃 10g。

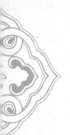

【用法】沸開水泡服，每日 1～2 劑。

【主治】大便秘結，心煩易怒。

二十、清熱解毒茶

【方藥】千里光 30g、生甘草 5g。

【用法】沸水泡服，每日 1 劑。

【主治】全身各處癤痛，瘡瘍，能清熱解毒。

第五章
武當道教醫藥健身藥浴方

　　武當道教醫藥健身藥浴方，又叫「沐浴方」，是道教做大型法事時，道士們先用作香身潔體的一種藥方。歷代道醫們不斷地研究、整理、挖掘、創新藥方，終於將其發展成除了香身潔體，還能舒筋活絡、祛風止痛、強身健體、預防疾病，使其具有延年益壽的功能。

　　現將這藥浴的方藥介紹給大家，望能使其更好地造福人類。

　　方1

　　【方藥】武當追風草 300g、千里光 300g、野菊花 150g、皂角 150g、木香 50g、沉香 20g、二丑 150g、白芷 50g。

　　【用法】用大圓木桶一個，約能坐下一人，將上藥煎取藥水 25kg 左右，倒入木桶內，待水溫適度時，人下入桶內浸泡洗浴 30 分鐘左右，用乾毛巾擦淨全身即可。

　　【主治】潔膚淨體，美膚止癢，爽身提神，解除疲勞，預防接觸傳染性疾病。

　　方2

　　【方藥】五加皮 300g、威靈仙 300g、川續斷 300g、全當歸 300g、武當追風草 300g、廣木香 100g、淫羊藿 100g、皂角 100g、透骨草 300g。

【用法】同方1。

【主治】能強身健體，活血通絡，祛風除濕，增強性功能，美體香身，治頸、肩、腰、腿痛，對風濕性疾病有效。

方3

【方藥】荊芥 100g、防風 100g、羌活 100g、甘松 100g、木香 100g、武當追風草 200g、武當參 200g。

【用法】同方1。

【主治】解表散寒，扶正祛邪，治風寒外感，周身困痛，正氣虛弱。

方4

【方藥】武當追風草 200g、威靈仙 200g、白芷 200g、地膚子 200g、千里光 200g、全當歸 200g、蛇床子 200g、花椒 100g、鹽 100g。

【用法】同方1。

【主治】潔身止癢，除風祛濕，治療各種瘙癢性皮膚病、濕疹等。

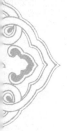

第六章

武當道教醫藥白酒療法

一、藥酒製作要求

1. 製作藥酒一定要選用優質白酒、黃酒或果酒作為酒基。根據處方要求，選用地道優質藥材，按要求炮製後，切成薄片或粗粉末方可使用，絕不能使用假酒假藥製作藥酒。

2. 根據所配製藥物數量的多少，選用大小適度的玻璃瓶、陶瓷罐及上釉的瓦罐作為裝藥酒的容器，並且要求潔淨。凡裝過食用油、柴油、汽油、煤油及各種有害化工用品的容器，均不能再作裝藥酒之器具。

3. 製作藥酒的場地，要求環境衛生良好，存放場地不能被太陽直射，選陰涼乾淨之處為宜。

二、藥酒製作方法

（一）冷浸法

此法適用於白酒為酒基的製作法。將藥酒方中所需藥材按要求稱好數量，如法炮製後切成薄片或研為粗末，裝入準備好的容器內，加入方中規定量的白酒（白酒一般要求精度在 50%~60% 之間）。用兩層純棉布和兩張棉紙（均需潔淨），一層油布或塑料布，把容器口封閉好，並用繩紮緊，貼上標籤，寫明藥酒名稱，所用藥物，所治病症，製作日期。

一般浸泡 21~28 天，即可濾去藥渣飲用。不善飲酒者可將藥酒兌入白開水中，沖淡後再飲用。

（二）熱浸法

此法適用於白酒為酒基的藥酒製作法。此法是將所需藥材按質按量備齊後，裝入準備好的容器中，倒入備用白酒，按冷浸法封閉容器口，將藥酒連同容器放入裝有水的大鍋內，置火上燒開後，煮沸二至四小時。取出裝藥酒的容器，放於陰涼處。

3～5 天後，即可開封按規定飲用。

（三）勾兌法

此法適用於白酒為酒基的藥酒。將所需藥物用砂鍋煎煮兩次，每次煎煮兩小時左右，濾掉藥渣，留藥汁備用。取酒精度為 60%以上的優質白酒，按白酒與藥汁比例 7：3 勾兌。

將勾兌好的藥酒存放 7 天左右，即可按量飲用。

（四）煎煮法

此法適合急性病或作應急之用。其方法是，將藥酒方中藥物與一定比例的白酒、黃酒或果酒，同時放入藥罐中，再加適量淨水煎煮一定時間，濾去藥渣，取藥汁按量飲用。

（五）調合法

此法是將所需藥物研為細末，加入一定量的白酒或黃酒，調節器合成軟膏外敷於傷病必須處。

亦有用此法將藥物調合成藥，作為按摩介質，在傷痛處按摩或理療。

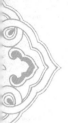

（六）釀製法

此法是武當道醫藥酒系列中最具特色的一種製作方法。有一定技術要求，其中因釀製白酒的技術與其他地區基本相同，故在此只介紹很有地方特色的藥黃酒與果藥酒的釀製方法。

1. 藥黃酒釀製法：

精選上等當地所產的高山糯米及當地用中草藥與穀物自製的酒麴。酒麴又分為大麴與小麴。這兩種酒麴均是製作藥黃酒的必備之品。

將糯米蒸成糯米飯，放涼備用。將所備小麴研碎，按要求的數量拌入糯米飯中，將拌好小麴的糯米飯裝入容器內，外用乾稻草或棉被把容器包裹好，使拌有小麴的糯米飯在容器內自然發酵，當地將發酵後的糯米飯叫做「來馥」，又稱為「米酒」，蜀地稱之為「醪糟」。

將藥酒方中的藥材用砂鍋煎煮兩次，每次煎煮 1 小時左右，把兩次煎煮的藥汁合在一起，放涼備用。

將上述所備的大麴研碎，放入鍋內炒黃，加入上述藥汁燒開，煎煮 30 分鐘左右，離火放涼備用。

將上述發酵好的糯米飯，加入上述中藥與大麴合煎煮的液體，裝入適當的容器內，按上述「冷浸法」的封口方法封閉罐口，並將裝入藥酒的容器置於陰涼處，或埋入土地三尺深處，或放入山洞內，一個月後，可以開罐按量飲用。此酒存放時間越長越好。

2. 果藥酒釀製法：

武當山與神農架野生可食水果很多，大多可釀成可口

美酒。因篇幅所限，愚暫只介紹一種野生葡萄藥酒的製作方法。

精選武當山或神農架地區野生成熟的紫葡萄及其他藥用鮮果。

將野生葡萄揀淨，所備其他藥物用鮮品，亦應揀淨。

用酒精度為 60%以上的白酒，將所備的野葡萄及藥用鮮果涮洗一次（按 50kg 材料計，大約需白酒 1kg 左右，實耗不到 500g）。

將刷洗乾淨的野葡萄及藥用鮮果裝入容器內，並用淨手將葡萄藥用果捏破，按每 5kg 葡萄加入白糖 1.5kg（亦可按 0.75~1kg 白糖製作）。

按上述冷浸法及封口方法封閉罐口，靜放 30~90 天，待其自然發酵。發酵好的葡萄藥酒、葡萄及藥果全部成為很薄的皮及光滑的子。

用乾淨紗布將發酵後的葡萄藥酒過濾乾淨，留取葡萄酒裝罐密封保存，按定量服用。

過濾出來的葡萄皮和其他果皮，可以曬乾，研為細末，煉蜜為丸。每服 10g 左右，可以軟化血管。

三、飲用藥酒的好處

藥酒，是藥物與酒巧妙結合的一種食藥兩用飲料。它既可養生，治病療傷，又能使飲用者享受飲酒的快樂。

只要不長期超量飲用，藥酒治病療傷是毒副作用較小的一種療法，它適應症廣，效率高，可以說是一種較好的自然療法。

1.飲用藥酒，可以興奮神經。

飲用適量含有酒的飲料，飲料中的酒精可以使人體內血液循環加快，使人精神亢奮，全身暖和，心情舒暢。

　　2. 飲用適量的藥酒，可以預防心血管方面的疾病。

　　飲用含有酒精的飲料，飲料中的酒精能加速人體內血液循環，有效地調節和改善機體內的生物化學代謝和神經傳導，能減輕心臟負擔，有預防心血管疾病的作用。

　　3. 飲用的藥酒有助於消化。

　　現代醫學研究表明，適量飲用含有酒精的飲料，飲料中的酒精可以刺激胃黏膜，引發和增強胃液分泌，起到健脾胃功能，有助於消化。

　　4. 飲用武當道教醫藥系列藥酒，可以增強人體免疫力，幫助人體排除體內有害自由基，可以達到延年益壽之目的。

　　據有關資料證實，武當山地區製作的藥酒所用的酒麴是當地特有的中草藥與穀物，經人工自然發酵製作而成。此酒麴中檢測出一種叫「根黴菌」的細菌。「根黴菌」在製酒發酵過程中，對其發酵物有一種糖化作用，繼而使其產生糖化酶、果酸酶、蛋白酶、酒化酶等多種對人體很有益的酶。根酶菌在發酵的過程中，還能產生乳酸、延胡素酸、蘋果酸。酒麴中含有一種耐高糖的酵母菌。酵母菌能把發酵後的糯米糖發酵成優質低度乙醇。

　　這些有益酶和幾種有益酸，能增強人體細胞活力，延長細胞存活期，幫助人體排除體內有害的自由基，從而達到延年益壽之目的。

　　5. 藥酒適應症廣，大多數人均能接受此種方法。

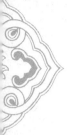

　　武當道教醫藥的藥酒系列，既可以治病防病，養生保健，又能美容潤膚，既可以內服，又可以外擦外敷。根據本人不完全統計，在臨床各種常見病中，約有180多種病症可以採用此酒系列治療。另外，在製作藥酒時，一般都採用冰糖、蜂蜜或藥物校正口味，使藥酒既沒有酒的辛辣，又沒有中藥的苦澀，飲用較為平和可口。

　　6. 藥酒治療疾病吸收迅速，並能節約藥資。

　　藥酒方劑中，藥材味數雖然較多，但只要買一次藥，製作的藥酒就能飲用很長時間，總體算來所用藥資較低。藥酒在製作過程中，藥物的有效成分由優良地製作工藝，能充分地溶解於藥酒之中。因為人體對酒的吸收較快，所以藥酒中藥物有效成分由酒吸收，亦能迅速地進入人體的血液循環，周流全身，並能較好地發揮作用。特別是外用藥酒，可以明顯地看到局部毛細血管充血，有利於藥物有效成分的吸收，治療效果立竿見影。

　　7. 藥酒的治療劑量容易量化。

　　製作藥酒時，用多少藥多少酒，都有一定劑量。再者，藥物的有效成分充分溶解於酒中，沒有浪費，治療劑量容易量化。

　　8. 藥酒容易保存。

　　因為藥酒中的乙醇本身就有防腐殺菌作用，所以只要配製得當，遮光密封保存，便可經久存放，不易變質。

四、藥酒飲用的禁忌

　　武當道教醫藥的藥酒系列，雖然有如上好處，但它必定不是萬能藥。古人曰：「是藥均有三分毒」。藥酒亦不

例外，若藥酒配製藥物不適當，病人選擇了不適宜自己身體飲用的藥酒方，或者不按規定劑量濫喝狂飲，長期超劑量服用，不但不能治療疾病，反而會對身體造成嚴重損傷。所以，有節制地飲用藥酒和注意藥酒飲用的禁忌，則是一個尤為重要的問題。飲用藥酒的禁忌如下：

1. 對酒精過敏者。

在人群中有些人先天不能飲酒，只要飲少量酒，就會全身瘙癢，噁心嘔吐，更有甚者，只在皮膚外稍擦一點酒精，就會引起皮膚過敏、紅腫、瘙癢，甚至起泡、潰爛。這些人，絕不能使用藥酒治療任何病傷。更有道教清真派道人及在廟道人，亦不能飲用藥酒治病。若有病傷，宜選用其他劑型治療為妙。

2. 有下列病症之一者，亦不能飲用藥酒。

嚴重冠狀動脈硬化性心臟病及類風濕性心臟病、各種肝炎、空洞性肺結核、潰瘍性結腸炎、嚴重性潰瘍性胃炎、精神分裂症及各種精神性疾病以及各種大出血症狀尚未控制住之前等病症，飲用藥酒會引起病情加重甚至大出血，危及生命。

3. 正常人在暑期應禁忌飲用藥酒。

準備懷孕的夫妻，要特別注意不能飲用藥酒。因為，藥酒中的酒精影響睾丸的間隙細胞，影響精子分泌。受酒精刺激過的精子與卵子結合後，所發育成形的胎兒出生後智力低下，發育不良，容易生病，愚頑難教，國外稱為「星期六」兒。

懷孕期的孕婦、哺乳期的乳母、兒童及年邁體衰的老

人，亦不能飲用藥酒，否則會引起很多副作用。

4. 在必須服用的某些治療藥物期間，應嚴禁同時服用藥酒。

如精神類安眠鎮靜劑、氯丙嗪、異丙嗪、奮乃靜、安定片、利眠寧等，抗過敏類撲爾敏、息斯敏、賽庚啶、苯海拉明等，頭孢類與四環素類抗生素，以及甲硝唑類、抗凝血類、降血壓類、利尿類等藥物，服用或肌肉注射或靜脈注射上述藥物後，再飲用藥酒，會降低藥效，增加毒副作用，有些會引起過敏，嚴重者可能危及生命，要特別注意。

5. 禁忌嗜酒成癖。

量力而飲用少許藥酒既可養生，又可治療疾病，並可享受飲酒的樂趣，是人生一大快事。但若嗜酒如命，濫喝狂飲，不但不能養生治病，而且還會誘發很多病症，亦會給社會、家庭和個人帶來諸多不必要的麻煩。

五、藥酒的正確飲用及外用方法

藥酒一般分為內服劑與外用劑。大多數內服劑均可供外用，諸如外擦、調藥末外敷、理療、導入均可。

但外用劑絕不可內服。因為，大多數外用劑內均含有毒性較強的中草藥，內服後會引起中毒反應。所以，正確地飲用或外用藥酒，可以提高療效，減少或避免不良情況的發生。

1. 使用藥酒的五要：

①要明白飲用藥酒的禁忌症。②要清楚知道自己的身體狀況，是陰虛、陽虛、寒邪，還是熱邪，這叫做辨證。③要明白選用什麼方，用什麼藥，諸如補陰、補陽、祛寒

或清熱，這叫施治。④要熟悉藥酒的製作方法。⑤要明白藥酒的飲用方式及外用方法。

2. 飲用藥酒要中病即止，即病好了就不要再飲用。

既然是養生藥酒，在飲用時宜少勿多。補藥多了，反而吸收不了，造成胃腸負擔過重，而且浪費藥資。

3. 煎煮法：

一定要遵照藥方中的劑量用藥。通常第一次先用清水煎煮中藥半小時，濾出藥汁。第二次加入白酒或黃酒，再煎煮中藥半小時左右，濾出藥汁，然後把兩次所煎藥汁混合均勻，分三四次服用。

4. 外擦藥酒或調膏劑外用時：

外擦藥酒每次只需倒少許酒在手上，擦揉患處至局部發熱後，再倒少許藥酒，擦揉至局部發熱，反覆多次約15 分鐘即可。

調膏劑外敷時，一般先將藥酒倒入容器內，逐漸加入藥粉，調至乾稀適度即可。一次不要調製太多的膏劑，一般現用現調為宜，以免入乾後影響療效。

六、藥酒的保存方法

1. 家庭自製藥酒，要貼上標籤，註明藥酒名稱，藥物主治及製作時間，以免時間久了發生混亂，錯誤飲用，造成不良反應。

2. 夏季放藥酒的地方，應選擇陰涼乾燥處，避免陽光直射，破壞藥酒中的有效成分。

3. 裝藥酒應選用口小肚大的瓷罐、釉罐或玻璃罐。但裝過油類或化工類容器，絕不能再裝藥酒。

七、武當道教醫藥養生藥酒秘方

（一）武當養生酒

【配方】松針、側柏葉、野靈芝、武當參、生地、丹參各 250g，紅豆杉樹枝 100g，糯米 50kg，小麴 10 個，大麴 2.5kg。

【製法】照「釀製法」中的「藥黃酒釀製法」釀製。

【功用】補氣養血，滋陰壯陽，強身健體，益壽延年。

【主治】氣血雙虛、肝腎虧損、脾胃虛弱、面色無華、周身乏力、腰膝疲軟、頭暈耳鳴、陽痿早洩、納呆腹脹、失眠多夢等一切虛弱之症。

【用法】每日早晚飯前服 20~50ml。

本方乃筆者自擬。

（二）參斛延壽酒

【配方】黨參、丹參各 40g，人參 20g，石斛 100g，白酒 5kg。

【製法】將 4 味中藥置於容器中，加入白酒（酒精含量應在 50%以上），密封於容器中，浸泡 21 天，濾去藥渣即可飲用。無糖尿病者，可於飲用前加入冰糖 200g，飲用更妙。

【功用】養陰，益氣，健脾，活血。

【主治】大病後陰虛，五心煩熱，肺腎陽虛，氣喘乏力，並對大病後引起的氣陰兩虛以及沒有明顯臨床病狀，但全身疼痛不適的亞健康狀態之人，作養生保健飲用。

【用法】每日晚飯前飲用 10~30ml。

【配方來源】此方來自原均縣第二人民醫院一名老中醫張公田，1956 年為患者楊振明開此處方。楊振明服用此藥酒數十年，體健少病。1989 年，81 歲高齡的楊振明將此藥方傳於本人。當筆者見到張公田醫師所開的處方原件時，處方已被楊振明精裱過數層。

（三）人參茯苓酒

【配方】人參、生地、茯苓、白朮、白芍、當歸、龍眼肉、紅棗（去核）各 250g，冰糖 300g，優質白酒 20kg。

【製法】照「藥酒製作方法」中的「熱浸法」製作備用。

【功用】氣血雙補，健脾養胃。

【主治】氣血虧虛，脾胃虛弱，形體消瘦，氣短乏力，怕冷自汗，失眠多夢。

【用法】每日早中晚飯前飲用 10~30ml。

【配方來源】本方是流傳於武當山地區民間多年浸藥酒方。筆者於 1983 年在丹江口市六里坪鎮收集到此方。

（四）長生固體酒

【配方】武當參、枸杞子、野山藥、五味子、天門冬、麥門冬、生地黃、紅丹參各 150g，鮮白果 36 粒，熟地 80g，白酒 10kg，冰糖 200g。

【製法】照「藥酒製作方法」中的「熱浸法」製作備用。

【功用】益氣養陰，強身健體。

【主治】對氣陰兩虛，四肢無力，腰膝痠軟，心煩失眠，頭暈目眩，皮膚粗糙，可作為養生服用。

【用法】每日早中晚飯前飲用 10~30ml。

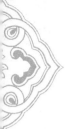

【配方來源】此方引自武當山所藏醫書《壽世保元》。但通過臨床加入丹參與鮮白果，懷山藥改為本山所產的野山藥，人參改為本山所產的武當參，增強了養陰、活血、美白皮膚之功效，適應範圍更加廣泛。

（五）長春酒

【配方】炙黃耆、人參、白朮、茯苓、當歸、白芍、薑半夏、肉桂、陳皮、製南星、川芎、薑厚朴、砂仁、草果、青皮、檳榔、蒼朮、木香、藿香、檀香、木瓜、五味子、石斛、杜仲、薏米仁、炙枇杷葉、白蔻、炒神麴、炒麥芽、炒山楂、炙甘草各 20g，丁香 5g，優質白酒15kg，冰糖 500g。

【製法】照「藥酒製作方法」中的「熱浸法」製作備用。

【功用】益氣養血，理氣化痰，健脾和胃，消積化食。

【主治】氣血不足，痰濕內盛，咳喘多痰，氣短乏力，動輒自汗，食慾不振，消化不良，嘔吐腹脹，胸悶心悸。凡素來脾胃虛弱，寒濕偏重者均可飲用。但形體消瘦，陰虛火旺者慎用。

【配方來源】本方引自武當山所藏醫書《壽世保元》。

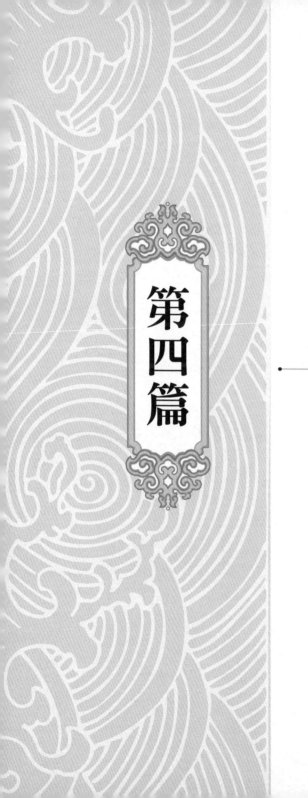

第四篇

武當道教
醫藥膏藥療法

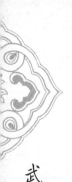

武當方藥精華

第一章
膏藥的概述

 第一節　概述

現代醫學的發展給人類健康帶來了新的希望，同時現代醫學某些方面也使人們由此步入困惑。

如：人體抗藥性越來越強，醫源性疾病，特別是藥源性疾病的迭出叢生，使人類吃盡了苦頭。世界各國的醫務工作者都在苦苦尋覓走出困惑之路。因此，在國際間興起了一股崇尚自然療法的新潮。

透過數年的驗證對比，中國醫學內病外治的膏藥療法，不僅能治好很多外科病，又對很多內科疑難病、常見病亦能達到很好的治療效果，並且它有使用安全、沒有痛苦、配製方便、便於攜帶、容易保管等諸多優點，深受廣大患者的真愛，使世界各國的醫學專家產生了濃厚興趣。

由於歷史的原因，中國的膏藥療法受舊時代社會封閉性和人們觀念保守性的影響，膏藥療法派別甚多，相互保守，雖然各處膏藥均有所長，但也有許多弊端，不能適應現代人的需要，也阻礙了膏藥療法走向世界的步伐。

我們在研究、整理武當道教醫藥內病外治法時，發現武當道教醫藥的膏藥療法很有特色，特介紹於下。

✳ 第二節 起 源

武當道教醫藥認為世界上一切事物均是以氣為本，人體也不例外，認為藥物治病真正起作用者，是其藥氣也。藥物入口進胃，由脾消化、吸收和運輸，把藥物中的精微與其他有關臟腑合作，將其運到全身各個部位，這種藥物精微，可以理解為藥氣。因為只有藥氣才能滲透到經絡內，進入氣血循環，運送到所需之處。藥物中的糟粕則是由胃入小腸進入大腸肛門排出體外。

根據這一道理，道醫們在道教「符」的啟示下，發明了膏藥療法。「符」在《說文》中曰：「符，信也。漢制以竹，分而相合，從竹付聲。」從字面上講，符是信物。道教稱「小則為靈符，大則為真籙。」靈符是為人體祛邪消災治病，真籙則為太上與九天眾聖之秘言。因此，道醫們以符為載體，將自己的內功和為人治病消痛的良好訊息傳遞給患者。

道醫們認為，字是氣所結，符是字之精，以道之精氣布之簡墨，會物之精氣，以卻邪偽，輔助正真，從而達到治病療傷之目的。符多用硃砂書寫在布或紙上，貼在患者病痛處，由於硃砂本身的藥理作用，能減輕部分患者病痛。在此基礎上，經過歷代道醫不懈努力，臨床不斷使用、總結、研究、提高，在硃砂的基礎上，根據不同病情，使用不同藥物，提高了治療效果，取得了民眾信任。

根據武當道教協會現藏醫書《攝生眾妙方》，在明代

嘉靖年間武當道教醫藥中的膏藥療法已在處方、用藥、製作、劑型、使用等多方面形成了一個完整體系。這些處方、用藥、製作、使用等多方面，現在看來仍有它的先進之處，臨床療效也非常可靠。

✳ 第三節　治病機理

一、皮膚隔而毛孔通

皮膚是人體的防禦屏障，就其面積和重量而言，它是人體全身最大的一個器官。原來有人認為，皮膚作為人體防禦屏障沒有吸收藥物的功能，但道醫們根據自己練功時體會，皮膚雖然把身體內外隔開，但皮膚上的毛孔，確是內外相通的。

在體外用藥，藥物中的精微即藥氣，可以透過毛孔進入皮內，由經絡作用，藥物有效成分參與體內氣血循環，運送到所需之處，達到體外用藥醫治百病的目的。當然，用現代一些科研成果，更能證實這一觀點的正確性。

1. 有資料證實，敷在皮膚上的藥物，可透過汗腺為通道，角質層轉運（包括細胞內擴散、細胞間擴散）和表皮深層轉運而吸收藥物有效成分。

2. 水合作用：

皮膚角質層的含水量與環境、濕度有關，膏藥的外貼，使局部「氣閉藏而不洩」局部形成一種汗水難以蒸發擴散的封閉狀態，使皮膚角質層含水量由 5%～15% 增至到 50%。有文獻證明，在這種環境下，藥物滲透皮膚的

速度可增加 4～5 倍，同時還能使皮溫從 32℃增至 37℃，從而加快了藥物的透皮速度。

3. 芳香性藥物的促進作用：

「開竅有香」「破結有辛」。武當道教醫藥的膏藥方中，冰、麝、檀、菖、椒、芥、薑、桂之類的芳香藥，幾乎隨方皆有。

實驗證明，用芳香性藥物於局部，可使皮質類固醇透皮能力提高 8～10 倍。

二、經絡是膏藥療法的重要理論依據

《靈樞・海論篇》曰：「夫十二經脈者，內屬臟腑，外絡於肢節……」說明經絡系統是聯繫人體內外、上下、表裏、左右等各方面的聯繫機構。它內連屬臟腑，外佈於五官七竅、四肢百骸、運行氣血、濡養全身。經絡在病理狀態下可傳導病邪反映病候。

道醫們根據經絡的這些功能，結合「子午流注」氣血循環的規律，在體表—經絡皮部和穴位敷貼膏藥，達到不見臟腑，藥物卻直達臟腑的治療目的。

《素問・繆刺論》曰：「夫邪之客於形也，必先舍於皮膚，留而不去，入舍於孫脈；留而不去，入舒於經脈。內連五臟，散於腸胃，陰陽俱感，五臟乃傷。」膏藥貼於體表，正是由病邪入內的這一途經，亦能達到「陰陽俱感，五臟乃治」的目的。有一乳癰患者，用生半夏塞鼻孔治療，15 分鐘後，蟻行感順鼻——上唇——口角——下頜——鎖骨上竅，沿足陽明胃經線直抵乳房，很快即有乳汁流出，生動地顯示了經絡在外治法中的作用。

✳ 第四節　用藥特點

凡內治之方，俱可移作外治，然亦有不限於內治成方而隨證製方。其製方之道，其異之大致有三：

一、曰方大

體表用藥，藥物吸收不如內服之能達到必須的濃度。再則膏貼外治，常是一膏多病，如無廣絡原野之勢，焉能涵蓋諸病。

膏藥外治法中安全係數大，副作用小，可以放膽用之。製方用藥雖龐大，並非亂拼瞎湊，而是有理（醫理、藥性）、有據（根據官方多效者，師授秘方之奇驗者），故能取得「物以雜而得全，功以協而成和」的效果。

二、曰不避「反」「畏」

《本草》言明的「十八反」「十九畏」，在內治法中作為配伍禁忌，可說是百代宗之。

但是，在外治法中不僅不忌，有時還有意配伍使用，這就是外治製方的一大特點，「二物性反，正取其相激為用」，利用藥物間的「反」「畏」，是外治法中運用配伍以強藥勢的一個重要措施。

三、選藥必取猛、生、香外治法

由於隔著皮膚這一屏障，欲使藥物能深入發揮作用，首先必須突破這一屏障，這一要求反映在選藥上，就是必須選用猛藥、生藥、香藥。

猛藥者，是指藥峻烈，甚為有毒之品，很多內服方中是禁用、慎用的，在外治方卻是不可缺少的要藥，如烏、

附、斑蝥、砒、硫黃、巴豆、牽牛、芫花、大戟、木鱉、蓖麻、輕粉之類。

生藥者，不經炮製，氣雄力足，如薑、蔥、蒜、韭、薤、槐、柳、桑、桃、鳳仙、蒼耳、芫荽、生半夏、生南星及諸草藥之類。

香藥，以香為用，穿透力強，如冰、麝、沉、檀、蘇合、菖蒲、乳香之類。

這三者的共同點是功能大，故外治方中方方皆有，為必用之品，直達病所，使「功決滋助，無不如志」。蓖麻能拔病外出，乳香能引藥氣入內，木鱉仁能追病源，金鳳草能透關節，透骨草能深入骨髓。

筆者作了武當道教醫藥膏藥方 50 個，所用藥味統計，使用頻率在30次以上的有芷、芎、夏、星、薑、蔥、槐、柳、桑、木鱉、蓖麻、山甲等，無一不是猛、生、香類。恩師朱誠德大師有一個生動的比喻：「統領健兒斬關門奪門，擒賊殲魁，此兵家之所以制勝也，膏亦似之。」

「辨證施治」是處方遣藥時首先要辨證求因，掌握發病機理，然後按照組方的「君、臣、佐、使」和「二毒」的深淺進行處方用藥。根據常見病和外用藥的特點，中藥膏藥處方中的藥物可分為以下幾類：

（一）消瘀止痛類藥物

消瘀止痛類方劑是以當歸、紅花、乳香、沒藥、洋金花、天仙子、馬錢子、罌粟殼等為主，配以行氣消滯的青皮、香附、丁香，祛風除濕的羌活、獨活、海桐皮、川椒、南星、靈仙、防風，清熱解毒的大黃、芙蓉葉、公

英、山梔、赤小豆，舒筋活絡的土鱉、穿山甲等，組成具有消瘀止痛、活血祛濕、清熱行血功效的方劑。

用以治療跌打損傷、骨折、筋斷、扭挫折新傷、瘀血腫痛者以及風濕痺阻經脈諸痛症。

（二）舒筋活絡類藥物

舒筋活絡類方劑是以紫荊皮、木瓜、防風、當歸、川芎、三七、威靈仙為主，配以祛風勝濕的羌活、獨活、秦艽，清熱祛濕的苦參、防己，溫經散寒的川椒、川芎、草烏、肉桂，行氣化濕的厚朴、木香、茴香，活血止痛的丹參、丹皮、白芷、乳香、玄胡、馬錢子等，組成具有舒筋活絡、散瘀止痛、清熱祛濕等功效的方劑。

用以治療跌打損傷中後期和風濕痺症，局部腫脹疼痛、酸楚麻木、關節活動不利等症。

（三）溫經通絡類藥物

溫經通絡類方劑是以桂枝、細辛、木鱉子、南星、當歸為主，配以祛風勝濕的防風、秦艽、羌活、白芷、蒼朮、五加皮，祛風強筋的虎骨、牛膝、續斷、鹿茸，行氣活血的木香、丁香、乳香、沒藥、血竭等，組成具有溫經散寒、通絡活絡、祛風除濕、化瘀止痛、強筋壯骨功能的方劑。

用以治療損傷日久，正氣虛弱，寒痰濕毒入侵筋骨而致陰疽、流注，或跌打損傷後期，瘀滯未盡，風寒濕邪乘虛而入、痺阻經脈、肢體麻痛。

（四）接骨續筋類藥物

接骨續筋方劑以自然銅、土鱉蟲、木鱉子、續斷、血

竭、乳香、沒藥、接骨木、落得打等為主，配以活血祛瘀的當歸、肉桂、蘇木、紅花、紫荊皮，祛風勝濕的白芷、天南星、川椒等，組成具有接骨續筋、活血祛風、消腫止痛功效。用以治療跌打損傷、骨折筋斷早中期以及骨折整復後，需促進筋骨接續者。

（五）拔毒生肌類藥物

本類方劑組成以象皮、血竭、東丹、密陀僧、火硝、雄黃、乳香、明礬為主，配以清熱解毒的大黃、赤芍、生地，祛腐生肌的輕粉、白砒、赤石脂、白蠟等，組成具有清熱涼血、活血祛瘀、拔毒生肌、斂瘡止痛功效的方劑。

治瘡瘍、瘰癧、疔毒、痔瘻以及創傷潰瘍、瘡口流膿、腐肉不去、新肉不生、久不癒合者。

✳ 第五節　製作特點

一、軟　膏

包括有調和膏、搗和膏和油蠟膏、濃縮膏。

（一）調和膏

是將所用藥物分別研為細麵，使用時根據不同病情選用不同藥物，用涼開水、鮮藥汁、薑汁、蔥汁、白酒、醋、凡士林、蜂蜜、香油、桐油、鮮雞蛋等不同原料，將所需藥麵稱準合勻，調成所需藥膏，敷貼於患處，每日一換或每日幾換。

這類膏藥大多現用現配，不宜久放。它的特點是：配製方法簡單，技術要求不高，臨床使用方便，用藥針對性

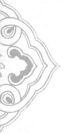
武當方藥精萃

強，適應症廣，使用安全，毒副作用小。

（二）搗和膏

選用鮮植物藥、動物藥，按其要求用木臼、石臼、鐵臼等器皿，搗爛成膏，敷於患處，每日換藥一次或幾次。此膏亦只宜現用現配，不宜久放。

另一種搗和膏先用香油、桐油、松香、蓖麻仁等原料，加入所需藥物用石臼或鐵臼搗和成膏，此膏配製較為費力，但有些藥膏可以長期存放，每日換藥一次。

（三）油蠟膏

按處方選擇地道藥材，去雜質，稱準所需量，泡入一定量的香油、桐油中，夏日泡 3 天、春秋泡 6 天、冬天泡 7 天。放火上，小火將所泡藥物炸枯黑，過濾藥渣，復將藥油倒入乾淨鍋內，加入一定量黃蠟、白蠟，將其加熱化開，倒入藥缸或藥罐保存，每日換藥一次或兩次。

（四）濃縮膏

選擇鮮藥或中草藥，先將藥物雜質去淨，放入砂鍋或者不鏽鋼鍋，煎煮 2～3 次，每次煎煮 1 個小時左右，取所煎藥汁合勻，再放入鍋內煎熬至濃縮成浸膏，或將所熬浸膏乾燥，密封保存，臨用時再用其他原料調膏外用。

二、硬　膏

包括有鉛膏和無鉛膏兩種。

（一）有鉛膏

是按處方稱準藥物，浸泡入香油、桐油、菜子油中，亦按春秋 5 天、夏 3 天、冬 7 天，放火上小火將藥炸至枯黑，過濾去藥渣，復將藥油倒入乾淨鍋，熬至滴油入水成

珠，離火下去過水分的鉛丹或樟丹，去火毒。攤布或者紙及獸皮使用，用時用微火烤化，稍涼貼患處。

此膏可以長期存放，便於攜帶，但它含有鉛類物質，對人體有害，武當道教醫藥中很少使用。

（二）無鉛膏

是武當道教醫藥最常用的一種製膏藥的方法。按處方選擇地道藥材，細藥麝香、冰片、血竭等研成細麵備用，其他藥物，按上述熬浸膏的辦法，將藥物熬成浸膏，再將浸膏乾燥，研為細粉備用。

用鍋將松香小火化開，加入上述的浸膏藥粉，待藥粉被攪均勻後，將藥膏倒入預先準備好的水中，用手將膏扯拉至金絲一樣，膏即成備用。

此膏特點是：含藥量濃度高，療效是鉛油膏的數倍，並且無毒副作用，用時不需烘烤，直接貼用，並且清潔衛生，便於製作和使用。

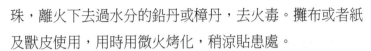

✳ 第六節　膏藥常貼部位與穴位

一、膏藥常貼部位

外科骨傷科疾病，一般貼敷病變部位，內科、兒科、婦科病症一般貼於內臟附近穴位。大體可分下列幾種。

（一）按經穴貼

如頭痛、偏頭痛貼太陽穴；氣管炎、咳嗽貼璇璣、華蓋、膻中、風門、肺俞、膏肓穴等；胃病貼中脘、胃脘等；腸病貼關元、天樞、大腸俞等；小腹痛貼氣海；肝區

痛貼右側期門、章門、內關、肝俞等；腎區痛、腰痛貼腎俞、命門；肩關節痛貼肩井、天宗、缺盆；肘關節痛貼曲池；腕關節痛貼內關、外關；膝關節痛貼陰陵泉、鶴頂；坐骨神經痛貼環跳、合陽、承筋、崑崙；腿痛貼風市等；筋骨疼痛、腰腿痠軟可貼命門、腎俞、陽陵泉等穴。

（二）按所患部位貼

如跌打損傷、扭閃挫傷、凍傷、燙傷、腫痛硬結、肌肉關節游走疼痛、各種皮膚病、瘡瘍病，患在何處即貼何處。內、兒、婦科病症，可根據臟腑器官的解剖部位貼膏藥於前後胸腹體表的俞募穴。

（三）按解剖位置貼

腹痛貼腹部，咳喘貼肺部，胃痛貼胃部，腎病貼在右腎區，月經痛貼小腹部，肩痛貼肩部，頸痛貼頸部，膝痛貼膝部等。

二、常用穴位

太陽：位於眉梢和外眼角之間，向後一橫指凹陷處。主治目疾、頭痛等。

翳風：位於平耳垂下緣的凹陷中，乳突前下方。主治耳疾、腮腺炎、面肌麻痺、五官科疾病等。

下關：位於耳屏前約一橫指，顴弓下緣凹陷中。主治牙痛、三叉神經痛、顳頷關節炎等。

頰車：在下頜角前上方約一橫指，當咬牙時肌肉隆起處。主治牙痛、腮腺炎、面肌麻痺等。

璇璣：前正中線，平第一肋上緣。主治咳嗽、氣喘、胸痛等。

華蓋：前正中線，平第一肋間隙。主治咳嗽、氣喘、胸痛等。

膻中：前正中線，平第四肋間隙。主治胸痛、咳喘、乳癰等。

中脘：在臍上 4 吋。主治胃痛、腹痛、腹瀉、嘔吐等。

神闕：臍中央。主治腹痛、泄瀉、脫肛、癃閉、水腫等。

氣海：位於臍下 1.5 吋。主治腹痛、泄瀉、便秘、遺尿、遺精、月經不調、疝氣等。

關元：臍下 3 吋。主治遺尿、尿閉、小便不利、泄瀉、腹痛、遺精、陽痿、疝氣、月經不調、痛經、崩漏、帶下、不孕等。

天樞：臍旁 2 吋。主治腸鳴、泄瀉、腹脹、便秘、痢疾、月經不調等。

章門：第十一肋端稍下方。主治腹脹、泄瀉、脅痛脹滿、黃疸、肝膽病、乳癰等。

大椎：第七頸椎棘突下。主治咳嗽、氣喘、頭痛、項強、熱病、小兒驚風、癲癇等。

命門：第二腰椎棘突下。主治腰痛、陽痿、男子不育等。

風門：位於第二胸椎棘突下。旁開 1.5 吋處。主治傷風、咳嗽、發熱頭痛、胸背痛、頭項痛等。

肺俞：位於第三胸椎棘突，旁開 1.5 吋處。主治咳嗽、氣喘、咯血、盜汗、骨蒸等。

心俞：位於第五胸椎棘突下，旁開 1.5 吋處。主治心悸、心痛、失眠、健忘、咳嗽咯血、夢遺、癲癇等。

膈俞：位於第七胸椎棘突下，旁開 1.5 吋處。主治心

痛、胸悶、喘咳、腹痛、咯血、吐血、呃逆、貧血、潮熱、盜汗等。

胰俞：位於第八胸椎棘突下，旁開 1.5 吋處。主治腹脹、消穀善飢、胸悶、脅痛等。

肝俞：位於第九胸椎棘突下，旁開 1.5 吋處。主治黃疸、脅痛、吐血、目赤、目眩、脊背痛、癲癇等。

膽俞：位於第十胸椎棘突下，旁開 1.5 吋處。主治脅痛、黃疸、口苦、膽囊炎、膽石症、肺癆、潮熱等。

脾俞：位於第十一胸椎棘突下，旁開 1.5 吋處。主治腹脹、泄瀉、痢疾、嘔吐、黃疸、背痛等。

胃俞：位於第十二胸椎棘突下，旁開 1.5 吋處。主治胃脘脹痛、嘔吐、腹瀉、腸鳴、脾胃虛弱等。

腎俞：位於第二腰椎棘突下，旁開 1.5 吋處。主治遺精、陽痿、遺尿、水腫、月經不調、白帶、腰痛、耳鳴、耳聾等。

次髎：第二骶後孔中。主治月經不調、痛經、閉經、帶下、陽痿、腰痛等。

大腸俞：位於第四腰椎突下，旁開 1.5 吋處。主治腰痛、腹脹、泄瀉、便秘等。

膏肓：位於第四胸椎棘突下，旁開 3 吋處。主治咳嗽、氣喘、肺癆、健忘、遺精等。

肩井：大椎穴與肩峰連線的中點處。主治肩背對背痺痛、手臂不舉、頸項強痛、肩周炎等。

天宗：肩胛骨岡下窩中央。主治肩胛痛、肘臂外廉痛、氣喘、乳癰等。

缺盆：鎖骨上窩中央，前正中線旁開 4 寸處。主治咳嗽、氣喘、咽喉腫痛、缺盆中痛、瘰癧等。

肩髃：位於肩峰與肱骨大結節間，當抬肩時肩端前方凹陷處。主治肩臂痛、瘰癧、肩周炎等。

曲池：屈肘時，位於肘橫紋外端凹陷中。主治上肢痿痹、熱病等。

外關：位於前臂背側，陽池穴上 2 吋。主治上肢痿痹、肘臂屈伸不利、頭痛、耳鳴、耳聾等。

內關：位於腕橫紋上 2 吋，兩筋間。主治嘔吐、呃逆、心痛、心悸、胸脅痛、精神病等。

環跳：位於股骨大轉子與骶管裂孔連線外 1/3 與內 2/3 交界處。主治下肢痿痹、癱瘓、腰痛等。

陽陵泉：位於腓骨小頭前下方凹陷中。主治脅痛、下肢痿痹、肝膽病等。

陰陵泉：位於脛骨內側髁下緣凹陷處。主治腹脹、腹瀉、膝痛、小便不利、水腫等。

湧泉：位於足底，約足掌前 1/3 與中 2/3 交點處。主治頭痛、目眩、昏迷、癲狂、小便不利、水腫、足底痛等。

✻ 第七節　膏藥的臨床使用範圍

一、外 科

中國醫學十分重視膏藥在外科疾病中的應用，常見的癰、疽、疔、癤、瘰、癧等疾病早期，均可用膏藥來貼敷，這是因為膏藥完全阻止皮膚表面水分蒸發，可以軟化

角質，剝脫上皮，保持局部溫度，促進藥物吸收。有消炎、活血、止癢、祛風促使硬塊吸收作用。

如果將具有滲透和消散作用粉末狀消散藥，摻佈於膏藥上，貼於患處，使瘡瘍壅結之毒，移深居淺，腫消毒散。對於潰瘍初期膿栓未脫或肌腐新肉未生，具有祛腐拔毒排膿作用。如果腐肉已脫，膿少將盡之時，使用膏藥，能促使瘡口迅速癒合。

薄的牛皮紙膏藥，在傳統中醫外科中可以作為紗布敷料的代用品，節約耗材，同樣起到保護創面的作用。如化痞消痛膏，可消痞塊，止疼痛。

二、骨傷科

中國醫學中使用膏藥治療骨傷科疾病比較廣泛，經驗也很豐富，而且都有較好的療效。軟組織損傷為常見病，扭挫傷後，血脈受損，氣血瘀滯，惡血內留，結成包塊，輕則腫、痛，重則影響功能活動。因此，活血化瘀、消腫止痛為本病的主要治法。急性期可輔以清熱，慢性期輔以溫散。膏藥較內服法更有其特點，能直接作用於患處，收效快，而對其他部位沒有影響。

膏藥治療骨折時，能固定患肢，相對制動；維持局部溫度，促使血液循環加速，有利局部新陳代謝，組織吸收，起消腫止痛的作用，促進骨折癒合。骨折增生使用膏藥可祛風濕，通經止痛，軟堅化結，也有較滿意的療效。如躅痺風濕膏常用於風濕痺痛，跌打損傷。

三、內　科

膏藥治療內科疾病的理論依據是「調節經脈」「平衡

陰陽」。因為十二經脈，內屬於臟腑，外絡於肢節。「行氣血、營陰陽、濡筋骨、利關節」。因此，調經脈之虛實，可以治百病。膏藥貼於腧穴，透過不同的藥物氣味，由經脈入臟腑發揮作用。

扶正祛邪，協調陰陽。武當道教醫藥認為，「邪之所湊，其氣必虛」。邪入機體，正邪交爭，正盛邪退，正虛邪進。六淫中，寒、濕傷陽，暑、燥、火傷陰，風為淫首，伴寒、濕則傷陽，伴燥、火傷陰，七情致病則臟腑氣血功能紊亂而耗傷正氣，因此，正虛必須扶正，調補氣血陰陽，抗邪外出。

《內經》云：「陰平陽秘，精神乃治。」疾病發生的過程是陰陽失調所致。健康人則陰陽平衡，互相維繫。一旦失去平衡則會陰陽盛衰，陰盛則陽病，陽盛則陰病。因此，膏藥治病同樣也是協調陰陽，使之平衡，我們在製備膏藥時，必須根據臨床辨證中氣血陰陽的盛衰選方用藥才能達到扶正祛邪的目的。

例如溫陽法，就是由扶助人體陽氣以祛寒回陽，消除裏寒證。

如治療嬰幼兒腹瀉的暖臍膏，就是膏藥加上丁桂散外貼，起到溫散寒邪，理氣止瀉。又如治療咳喘的益氣定喘膏，可潤肺化痰止咳。

四、婦 科

婦科病多數與經、帶、胎、產有關，治療以調經、止帶、護胎為要。膏藥療法多用於乳房病、痛經等，乳病以乳癰最為常見，初產婦哺乳期易發，膏藥貼敷宜早，初起

紅腫熱痛，此為熱毒壅瘀乳絡所致，治宜清熱解毒，行氣通絡，如腫硬較甚，則應瀉熱、軟堅、消腫。

若有乳漏，可加紅升丹拔毒、祛腐、生新。乳房腫塊，小葉增生，治宜舒肝理氣，化痰活血，軟堅散結。痛經者，膏藥可貼於臍中或腰骶部常有立竿見影之效。

五、兒　科

小兒臟腑嬌嫩，形氣未充，又不知調養，每易六淫侵襲，發為外感，咳逆等病。

此外，由於小兒不能節食，過飢過飽，或乳食不當，均能傷害脾胃，因此，小兒脾胃病較多，如嘔吐、泄瀉、蟲證、疳疾等。腹瀉若因中寒不運，治宜溫中散寒，常用丁桂散、吳萸香椒粉膏藥貼臍。痄腮，多由溫熱之邪聚少陽、陽明經。宜清熱解毒，消腫散結，可用大青葉粉或麝香膏藥貼敷。

✳ 第八節　膏藥應用注意事項

1. 所貼部位要選擇準確，嚴格消毒，有破口者一定要用無菌鹽水或碘伏消毒後，再敷用膏藥。

2. 膏藥貼敷前需加溫烘軟，但應注意藥物溫度，防止燙傷。

3. 按時換藥，隨時觀察用藥局部情況。

4. 貼後發生瘙癢，可在膏藥外按摩，若無效可先將膏藥取下，用酒精擦後再貼膏藥。

5. 對膏藥有過敏者，如發生瘙癢、皮疹、水疱、潰爛

等，應將膏藥取下，用酒精消毒後，對症用藥膏換藥，紗布包紮，待創面好後，再酌情貼膏藥。嚴重過敏者可用抗過敏藥物治療。

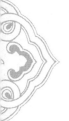

6. 外用藥物勿內服。口、眼、耳、鼻等處用藥時，應注意藥物的適應症，有毒的膏藥千萬不能進入口、眼、鼻、耳及肛門和前陰內。

7. 孕婦慎用膏藥外貼於腹部和腰骶部。禁用芳香走竄類藥物外貼。

8. 小兒皮膚嬌嫩，不宜使用刺激性過強的藥物，敷貼時間也不可過長。

9. 貼用膏藥同時，不會影響其他藥物治療。

所貼部位首先用乙醇清潔局部，根據疾患大小選擇適當型號的膏藥，揭去膏藥襯紙或薄膜，貼在患部或相應的穴位上。用手捂兩分鐘，膏藥在人體熱力的作用下，膏藥表面遇熱軟化，使之緊緊地吸附在皮膚上。

對急性疾患，如癰疽疔瘡、跌打損傷、咳喘、腹瀉發熱、關節腫痛等可連續使用；對慢性疾患，可每日貼12～18 小時；對化膿已潰的疾患，每日更換 1～2 次；對久貼膏藥出現接觸性皮炎者，需局部抗過敏治療，待癢疹消失後再繼續貼敷；衣服或手被松香膏藥污染時，可用汽油洗滌。

第二章

武當道教醫藥膏藥方

✳ 第一節　武當道醫膏藥治風濕痺證藥方

一、雙雄軟膏

【功效】散寒止痛，風痺（游走性關節炎）。

【方藥】雄黃 90g（細研），天雄 120g（生去皮臍），硫黃 90g（細研），硃砂 90g（細研），附子 120g（生皮去臍），人參 90g（去蘆頭），當歸 90g，細辛 90g，防風 90g（去蘆頭），白芷 80g，桂心 90g，乾薑 90g，川芎 90g，川椒 90g（去目及閉口者），獨活 90g，菖蒲 90g，川大黃 90g，藁本 90g，白朮 90g，吳茱萸 90g，松脂 250g（後入）。

【製法及用法】上藥細切，以酒浸 24 小時，然後再取生地黃 250g，搗取汁，同入豬脂中，慢火煎之，以藥味盡為止，以綿濾去渣，後下松脂、雄黃、硫黃、硃砂等，以柳枝不斷手攪，膏凝，收入瓷盒中。攤貼患處。

二、烏頭摩風膏

【功效】痛風及皮膚不仁，筋肉拘急（關節炎，皮膚麻木，肌肉痙攣）。

【方藥】川烏頭 15g（生用去皮臍），防風 15g（去蘆頭），桂心 15g，白芷 15g，藁本 15g，川椒 15g（去目），

第四篇　武當道教醫藥膏藥療法

・203・

吳茱萸 15g，白朮 15g，細辛 15g，白附子 15g，藜蘆 15g，莽草 15g，羌活 15g，黃蠟 150g，豬脂 500g，乾薑 90g，川芎 15g。

【製法及用法】上藥細切，放豬脂於鍋中煎之，後入諸藥煎，待白芷色黃，候藥味出盡，以新布絞去渣，更以綿布濾過，將鍋拭淨，重入膏於慢火中熬之，再下黃蠟令消，去火，待稍冷，收於瓷器中。

每有痛處，於火邊手乘熱取膏摩之一二百遍，以手澀為好。

三、躑躅摩風膏

【功效】痛風，肌肉頑痺，隱疹（關節炎，肌肉性麻木，麻疹）。

【方藥】躑躅花 30g，羌活 30g，防風 30g（去蘆頭），川芎 30g，杏仁 30g（燙去皮），細辛 30g，當歸 30g，白蘞 15g，白及 15g，白芷 15g，丹參 15g（去皮臍），川烏頭 15g（去皮臍），皂莢 15g（去黑皮），川椒 15g（去目），莽草 15g，川大黃 15g，苦參 15g。

【製法及用法】上藥細切，以醋 70ml 攪勻，經三宿後，以慢火炒乾，臘月豬脂 1000g，以慢火同煎一日，候藥味出盡，以新布絞去渣，更以綿濾過，再入鍋中煎，以柳木棍不斷手攪，成膏，候凝，收於瓷盒中。每取一彈子大抹於疼處。

四、加皮膏（寶珍膏）

【功效】風濕寒痺疼痛（風濕性關節炎疼痛）。

【方藥】五加皮 9g，生地 9g，茅朮 9g（炒），枳殼

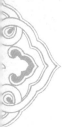

9g（炒），莪朮 9g，桃仁 9g（去皮），山奈 9g，當歸 9g，川烏 9g（製），陳皮 9g，烏藥 9g，三棱 9g，大黃 9g，首烏 9g（製），草烏 9g（製），柴胡 9g，防風 9g，劉寄奴 9g，牙皂 9g，羌活 9g，威靈仙 9g，赤芍 9g，南星 9g（製），香附 9g（製），荊芥 9g，白芷 9g，海風藤 9g，續斷 9g，良薑 9g，獨活 9g，麻黃 9g（去節），甘松 9g，連翹 9g，血餘炭 60g，黃丹 900g（炒），肉桂 6g，麝香 6g，木香 6g，附子 6g（去皮製），冰片 9g，小茴香 9g，樟腦 9g，乳香 9g（製），沒藥 9g（製），阿魏 9g，細辛 9g。

【製法及用法】用棉子油 2000ml 將生地下三十六味煎至藥枯，去渣濾清，加入血餘炭、黃丹，熬成膏。再將肉桂下十一味研細末攪入膏藥內，攤在紅布上。大號用膏 15g，中號 9g，小號 7.5g，貼患處。

五、善救萬全膏

【功效】鶴膝風，風濕寒痺，瘰癧，跌打損傷，肝脾痞塊等（關節炎，游走性關節炎，外傷，肝脾腫大），咳嗽、瘧疾貼背心第七椎，倘貼後起泡水出，此病氣本深，藥力拔出，不必恐懼忌之。

【方藥】藿香 45g，木香 45g，白芷 45g，白薇 45g，烏藥 45g，大生地 45g，貝母 45g，丁香 45g，白及 45g，當歸尾 45g，殭蠶 45g，檀香 45g，蜂房 45g，荊芥 45g，蘇木 45g，紅花 45g，連翹 45g，秦艽 45g，防風 45g，肉桂 45g，大楓子 45g，蟬脫 45g，羌活 45g，蓖麻子 45g，鱉甲 45g，獨活 45g，蘿蔔乾 45g，全蠍 45g，赤芍 45g，

元參 45g，南星 45g，川芎 45g，枳殼 45g，艾絨 45g，白鮮皮 45g，藁本 45g，高良薑 45g，桃仁 45g，杏仁 45g，香附 45g，牛膝 45g，蒼朮 45g，威靈仙 45g，川烏 45g，草烏 45g，續斷 45g，黃芩 45g，麻黃 45g，牙皂 45g，金銀花 45g，紫荊皮 45g，骨碎補 45g，海風藤 45g，黑山梔 45g，大黃 90g，蜈蚣 35 條，蛇蛻 5 條，槐枝 35 吋，柳枝 35 吋，桃枝 35 吋，桑枝 35 吋，楮枝 35 吋，榆枝 35 吋，桂枝 35 吋，血餘炭 9g，松香 50000g，橡皮（濾過），百草霜 5000g（研細篩過）。

【製法及用法】麻油 10000ml，除松香、百草霜外俱浸入，火熬，以藥枯油黑，濾去渣重稱，每藥油 360ml，下濾淨松香 200g，同熬沸，每鍋下百草霜細末 180g，勿住手攪，俟火候成時，則傾入水缸內，以棒攪和成塊，扯拔數次，收貯攤貼患處。

六、集寶療痺膏

【功效】風寒麻木，痺證（風濕病等）。

【方藥】生薑汁 300ml，竹汁 300ml，川烏 12g，草烏 12g，南星 12g，半夏 12g，當歸 12g，紅花 12g，獨活 12g，羌活 12g，大黃 12g，桃仁 12g，山甲 12g，肉桂 30g，白芷 12g，陀僧 60g，硫黃 250g，松香 500g，麻油 500ml。

【製法及用法】上藥煎好，加乳香、沒藥、血竭、胡椒、樟腦、細辛、牙皂末各 6g，若加商陸根、鳳仙、鬧羊花、鮮煙葉、鮮蒜、鮮豨薟草等汁更妙。

攤貼患處。

✳ 第二節　武當道醫滋陰壯陽膏藥方

一、保真膏方

【功效】此膏能存精通氣、固本強壯、壯筋骨、活氣血、補肝腎、延年益壽，用藥百日，陽事堅硬，有百戰不洩之功，兼能治男女下焦虛冷、遺精百濁、赤白帶下、子宮虛寒、不孕之症，又治風濕、肚疼、痞塊，並皆治之，此膏累有神效，妙不可言。

【方藥】天冬、麥冬、附子、小茴、大茴、羌活、木鱉子、獨活、武當參、武當追風草各 30g，麻油 500g。

【製法】

第一步製法：將上藥浸入麻油內 3 日，放文火上熬至藥枯黑，撈淨藥渣，留藥備用。

第二步製法：取大鯽魚一條（約 500g 重）去鱗腸，洗淨，用雄黃、硃砂各 15g，硫黃 160g，各研細粉合勻，裝入魚肚內，外用綿紙包裹數層，外用面包裹放入灰火內煨熟，取出晾冷，揀去三味藥備用。將魚刺及魚頭去之不用，即將魚肉與藥同搗如為丸，如綠豆大，白面為衣，曬乾備用。

第三步：用白烏骨雄雞一隻，餓三天，始用淘米水飲之，待雞腹內無糞，將雞肛門縫住，將第二步新製藥丸徐徐餵雞。藥餵完後，將雞殺死，取出雞內臟連腸曬乾研為細麵，備用。

第四步：熬藥方法：取第一步熬的藥油 150g，松香三 150g，蔥汁、陳醋各 150g，下松香熬化，下第三步所

得的雞粉，攪勻，取下火，急下後細藥粉（細藥粉方：乳香 15g，沒藥 15g，母丁香 10g，乾薑 10g，蜻蜓 3 對，肉桂 30g，山甲 15g，阿片 10g，麝香 3g，共為細粉）攪勻成膏，用瓷罐盛之，每用絹一方，攤膏藥 10g。

【用法】先用薑汁將肚臍擦熱，貼上膏藥，雙手相對摩擦至熱，熨磨膏藥一百次，陽事自然堅壯，每膏貼用 3 天，連續貼用百日（如局部瘙癢起疹，可停用膏藥幾天，待局部皮膚疼癒，再連續用之）。用藥期間，要特別注意節制房事，不可洩精過度。用藥百日後，可達百戰不洩之功。

二、千金不易比天助陽補精膏

詩曰：靈龜衰弱最難全，好把玄書仔細看。

助老精神還少貌，時常勤用返童顏。

金龜出入超凡聖，接補殘軀越少年。

雖然不到天仙位，卻向人間作地仙。

【功效】此膏專添精，補髓，不洩，助元陽潤皮膚，壯筋骨，理腰疼，治下元虛損及五勞七傷，半身不遂，下部虛多汗，膀胱病症，腳腿酸麻，陽事不舉。男子貼之：行步康健，氣力倍增，奔走體輕。女人貼之：能除赤白帶下、砂淋血崩、宮虛不孕。治癮疽瘡癤，通二十四道血脈，堅固身體，返老還童，專治哮喘及虛癆之病。

【方藥】香油 700g，甘草 100g，遠志、牛膝、虎脛骨、川續斷、熟地、肉蓯蓉、鹿茸、蛇床子、天冬、生地、菟絲子、肉豆蔻、川楝子、紫梢花、木鱉子、杏仁、官桂、大附子、穀精草各 15g，松香 1.4kg。

【製法】將上藥用油炸透去渣熬至藥油滴水成珠，下松香化開，離火下細藥方粉（細藥方：雄黃、硫黃、仙人掌、延齡草、沉香、蟾蜍、木香、乳沒、丁香、陽起石、阿芙蓉、麝香各 10g，共為細粉）攪勻成膏，收貯瓷罐內，封口嚴密，入水中浸泡 15 天，去火毒，然後用絹一方，膏藥 20g。

【用法】平時健身貼肚臍上，或貼兩腎俞、命門穴。其他病症，須辨症取穴。此膏神效，不可輕易授人，故曰千金不易比天助陽補精膏。

三、太乙神功元氣膏

【功效】滋陰益腎，補氣養血，主治男子腎寒精冷、陽痿早洩、女子子宮虛寒、久不孕育，久貼此膏，可益壽延年，強筋壯骨，返老還童。

【方藥】人參、當歸、黃蓍、生地、熟地、白朮、狗腎、肉桂、附子、淫羊藿、補骨脂、乳香、白芷、香附子、杜仲、首烏、麥冬、天冬、武當追風草各 30g，香油 1kg。

【製法】將上藥用油炸至枯黑去渣，藥油入淨鍋內文火熬至滴水成珠，用松香調膏藥老嫩適度離火，下細藥粉（細藥粉方：冰片、麝香、蟾蜍、蠶子、蜻蜓、沉香各 10g，研細粉）。攪勻成膏，貯於瓷罐內，去火毒，用絹一方，膏藥 10g。

【用法】貼肚臍，每三天換藥一次，連用百日見效。

四、黃仙毓麟固本膏

【功效】補腎固精，散寒止痛，主治腎虛體弱、夢遺滑精、腰膝痠軟以及婦女痛經、帶下不孕，久貼固本延

年，返老還童。

【方藥】杜仲、小茴、川附片、牛膝、續斷、甘草、大茴、天麻、紫梢花、補骨脂、肉蓯蓉、熟地、木香、鎖陽、仙人骨、生龍骨、武當參、硃砂根、延齡草。

【製法】用香油將上藥炸枯去渣，熬至滴水成珠，嫩松香調其老嫩適中，離火下細藥粉（細藥方：沉香、乳香、鹿茸、丁香、海馬、麝香，共為細粉）攪勻成膏，去火毒，收貯備用。

【用法】用細絹一方，取膏藥 20g，攤平外用，男子貼腎俞穴，婦女貼臍上。

五、老君封臍避邪膏

【功效】補腎散寒止痛，治諸虛不足、陽痿腰痛、遺精、盜汗、虛寒腹痛，久貼寒暑不懼，毒邪不侵。

【方藥】鎖陽、川椒、川附子、吳萸、韭菜子、紫梢花、白芷、生地、當歸、熟地、白首烏、天冬、麥冬、杜仲、武當參、頭頂一顆珠、七葉一枝花、展旗硃砂根、大茴、小茴、黑山羊腎、補骨脂、菟絲子、蛇床子、續斷、官桂、透骨草、武當追風草。

【製法】上藥用香油炸枯去渣，藥油熬至滴水成珠，用阿膠、松香收膏，每貼膏藥重 10g，攤在細絹上貼用。

【用法】貼腎俞和肚臍，每貼膏藥貼 5 天，連用百日有效。

六、羅仙姑保貞神膏

【功效】滋陰補氣，暖腎散寒，主治男子氣虛腎寒，陽事不興，久無子嗣，腰膝痠軟，以及動輒氣喘自汗，頭

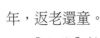

暈頭痛，頸強背酸重或手腳麻木，婦女氣虛血虧，行經腹痛，久不孕育，面色灰暗生斑，性慾淡默，失眠多夢。

【方藥】蛇床子、川楝子、枸杞子、桑葚子、楮實子、車前子、木鱉子、菟絲子、白芥子、牛蒡子、韭菜子、紫蘇子、葶藶子、馬前子、生杏仁、生桃仁、核桃仁、白果仁、酸棗仁、柏子仁、巴豆仁、蓖麻仁、生地、首烏、黃精、黃蓍、武當參、南星、甘遂、柴胡、山梔、熟地、白朮、蒼朮、川烏、草烏、半夏、貝母、黃柏、黃連、白芷、菖蒲、知母、血竭、樟腦、乳香、沒藥、蟾蜍、冰片、麝香、玄參、枳殼、檳榔、續斷、五加皮、骨碎補、蜈蚣、全蟲、土元、蠐螬、蜻蜓、申紅、大戟、天麻、防風、靈仙、白薇、人中白、延齡草、武當追風草、棱欏果、荊芥、大黃、木通、血藤、硫黃、山甲、硃砂根、薄荷、白芍、川芎、細辛、清風藤、硃砂蓮、文王一枝筆、七葉一枝花、江邊一碗水、甘草、硃砂、雄黃。

【製法】上藥精選地道藥材，去淨雜質，粉為粗末，過 60 目篩，備用。

用香油 2.5kg，柳枝、桃枝、桑枝、桂枝、榆枝、槐枝各 100g，將藥放入油內，文火炸至諸枝枯黑，濾去藥渣，留油備用。

用石臼、石杵，不見鐵器，不用火煉，加適量松香及藥油，將上藥錘至成膏。

【用法】將膏攤在絹布上，貼腎俞穴、神闕穴、關元穴、命門穴，每次用膏 2～3 貼，上穴交換使用，每貼膏用 5 天，連續用藥百日。

✳ 第三節　武當道醫膏藥治胃腸病方

一、老君行水膏

【功效】怔忡（貼心口），乾嘔而吐（用生薑半夏為圍，搽後貼），痞滿而痛（貼痛處或摻黃連半夏末），痰飲（用控涎丹加膏內貼），水氣喘嗽（氣胸）（用蘇子、葶藶、半夏、桑皮、木通黑丑、椒目煎抹胸口再貼膏），水結胸（用生薑搽後貼或即用十棗湯煎抹後貼），陽黃疸（貼胸臍），陽水腫滿（貼心臍），熱脹（貼胸臍），小便黃赤（貼胸臍及臍下，用麥冬、竹葉、木通煎抹胸），或小腹急滿（濕熱下注膏貼小腹），或尿澀不通（用黃芩、車前子、木通、黑山梔等利水之藥煎湯洗臍下貼），大便溏瀉（貼臍上），或便秘不通（貼臍上及天樞穴），又肩背沉重，肢節疼痛（貼背心及痛處），腳氣腫痛（貼臍上及痛處）。

【方藥】黑丑 60g，白丑 30g，蒼朮 15g，半生夏 9g，防己 9g，黃芩 9g，黃柏 9g，苦葶藶 9g，甘遂 9g，紅芽大戟 9g，芫花 9g，木通 9g，生白朮 60g，龍膽草 60g，羌活 60g，大黃 60g，芒硝 60g，黑山梔 60g，桑白皮 60g，澤瀉 60g，川芎 30g，當歸 30g，赤芍 30g，黃連 30g，川鬱金 30g，苦參 30g，知母 30g，商陸 30g，枳實 30g，連翹 30g，檳榔 30g，鬱李仁 30g，大腹皮 30g，防風 30g，細辛 30g，杏仁 30g，膽南星 30g，茵陳 30g，花粉 30g，蘇子 30g，獨活 30g，青皮 30g，廣陳皮 30g，藁本 30g，白鮮皮 30g，丹皮 30g，靈仙 30g，旋覆花 30g，

武當方藥精萃

生蒲黃 30g，豬苓 30g，牛蒡子 30g，馬兜鈴 30g，白芷 30g，升麻 30g，川楝子 30g，地膚子 30g，車前子 30g，懷牛膝 30g，香附子 30g，萊菔子 30g，土茯苓 30g，川萆薢 30g，生甘草 30g，海藻 30g，昆布 30g，瞿麥 30g，萹蓄 30g，木鱉仁 30g，土狗 36g，山甲 30g，浮萍 90g，延胡 15g，厚朴 15g，附子 15g，烏藥 15g，龜板 90g，飛滑石 120g，生薑 120g，韭白 120g，蔥白 120g，榆白 120g，桃枝 120g，大蒜頭 240g，楊柳枝 240g，槐枝 240g，桑枝 240g，蒼耳草 500g，益母草 500g，馬齒莧 500g，黃花地丁（鮮者 500g），鳳仙草全株乾者用 60g，九節菖蒲 30g，花椒、白芥子各 30g，皂角 60g，赤小豆 60g，車前草 500g。

【製法】用麻油 15000ml，將上述 96 味藥熬枯去渣，入去水黃丹收膏，再入鉛粉炒 500g，淨松香 240g，金陀僧、生石膏各 120g，明礬、輕粉各 60g，官桂、木香各 30g，牛皮膠 120g，以酒蒸化攪勻即可。

【用法】上貼心口，中貼臍眼，下貼丹田或患處。如外症拔毒消炎可加黃蠟和用，又龍骨、牡蠣也可酌用。

二、陽痧救急膏

【功效】風寒暑濕（病毒性感冒）、胃腸疼痛吐瀉（胃腸道炎症）。

【方藥】神麴（炒）60g，蒼朮 90g，藿香 60g，陳皮 60g，枳殼 60g，山楂（炒）60g，麥芽 60g，黃芩 60g（酒炒），半夏 60g，厚朴 30g，羌活 30g，防風 30g，荊芥 30g，白芷 30g，杏仁 30g，香附 30g，烏藥 30g，青皮

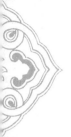

30g，大腹皮 30g，檳榔 30g，草果 30g，木瓜 30g，鬱金 30g，細辛 30g，香薷 30g，白朮 30g，川芎 30g，車前子 30g，黃連 30g（薑汁炒透），大黃 30g，豬苓 30g，木通 30g。澤瀉 30g，萊菔子 30g，紫蘇子 21g，柴胡 21g（炒），乾葛 21g，薄荷 21g，吳茱萸 15g，川烏 15g，甘草 15g，滑石 120g，生薑 60g，薤白 60g，大蒜頭 60g，菖蒲 60g，鳳仙 30g（一株），白芥子 30g，川椒 30g，陳佛手 30g（乾）。

【製法及用法】上述 50 味藥用麻油 15000ml，熬枯去渣，入丹收膏，入雄黃、硃砂、砂仁、明礬、降香、木香、丁香、官桂各 15g 攪均勻。貼心臍。

三、靈寶化積膏

【功效】積滯（食慾不振）。

【方藥】五靈脂 120g，巴豆仁（100 粒），蓖麻仁（100 粒），阿魏（醋煮化）30g，當歸 30g，兩頭尖 15g，穿山甲 15g，乳香 15g（去油），沒藥 15g（去油），麝香 4g，松香 750g，芝麻油 150ml。

【製法】除乳香、沒藥、麝香、松香、阿魏外，餘藥皆切片浸油內 3 日。

用砂鍋煎藥到焦黑色，去渣，入松香煎半小時再入乳香、沒藥、麝香、阿魏，然後取出，入水中抽洗，以金黃色為度，煎時以柳桃枝攪勻，勿令枯。

【用法】攤狗皮上貼患處，每日須熱熨，令藥氣深入為妙。

四、神仙化痞膏

【功效】破積消腫化痞塊（肝脾腫大）。

【方藥】劉寄奴 120g，當歸 30g，川芎 30g，白芷 30g，黃柏 30g，胡黃連 30g，蘇木 30g，川烏 30g，肉桂 30g，丁香 30g，巴豆肉 30g，草烏 30g，大黃 90g，蜈蚣 90g，穿山甲 90g，白花蛇 0.5g，桃柳枝 3 吋，香油 1000ml。

【製法及用法】以上藥浸 5 日，桑柴慢火熬黑，去渣，放冷，濾清，淨取 750g，再入鍋內熬沸，下飛過黃丹 90g、陀僧 30g，仍慢火熬，再下黃丹 240g，熬收膏，方離火待微冷，再下乳香、沒藥各 30g，硇砂 45g，麝香細料 0.3g，中帖摻細料 0.18g，小帖摻 0.09g。

五、五仙膏

【功效】消腫化痞塊（肝脾腫大）。

【方藥】大黃 250g，皂角 250g，生薑 250g，生蔥 250g，大蒜 250g。

【製法】上藥共搗爛，水煎取汁去渣，再熬成膏。

【用法】攤絹綿上，先針輕刺患處，後貼膏藥。

六、二龍膏

【功效】癥瘕痞塊，嬰兒積痞，肚脹腹痛，腹瀉痢疾，乾血癆症（子宮內膜結核）。

【方藥】活甲魚 500g，莧菜 500g，三棱 30g，莪朮 30g，乳香 150g，沒藥 150g，木香 6g，沉香 135g，肉桂 135g，麝香 1g，香油 7500ml，樟丹 3120g。

【製法】用香油先將前四味藥炸枯去渣，下樟丹熬成

膏藥基質，再取乳香、沒藥及木香共研細末，每 1500g 膏藥基質中兌入以上細末 30g。再將沉香、肉桂、麝香混合研細，每張大帖摻細料 0.3g，中帖摻細料 0.18g，小帖摻 0.09g。

【用法】貼肚臍上。

【禁忌】生冷油膩，孕婦勿貼。

七、十香暖臍膏

【功效】消炎利熱，腹痛瀉痢。

【方藥】肉果 30g，木通 120g，澤瀉 60g，豬苓 60g，蒼朮 60g，良薑 60g，川朴 60g，肉桂 60g。

【製法及用法】上藥以香油 2500ml 炸枯去渣，入樟丹攪收膏，貯於瓷罐中。貼於臍上。

✳ 第四節　武當道醫膏藥治中風偏癱方

一、香官膏

【功效】清熱拔毒，吊斜風（中風面神經麻痹等）。

【方藥】香油 120ml，官粉少許，紅蓖麻子 7 粒，樟丹 60g，血餘炭 15g。

【製法】將香油熬沸，放入蓖麻子和血餘炭，炸枯後取出，先下官粉，後下樟丹，即成膏藥。

【用法】右歪左貼，左歪右貼，要病人少量出汗，勿受風寒。

二、麻鱉膏（治吊斜風方）

【功效】清熱補益，口眼歪斜（面神經麻痹）。

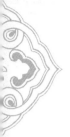

【方藥】蓖麻子 60g（去殼），木鱉子 60g，官粉 60g，麻油 120ml。

【製法】先將蓖麻子、木鱉子各 60g 入油內，用小火煎熬，以榆條攪之，藥枯去渣，再將油入鍋內熬至起煙為止，離火，將官粉入油內收膏，即可。

【用法】將藥膏攤布或紙上，貼太陽穴、頰車穴、地倉穴三處。左歪貼右，右歪貼左，正則去之。

三、香蓖膏

【功效】清熱、消腫、吊斜風（中風面神經麻痺）。

【方藥】香油 120ml，紅蓖麻子 7 粒，官粉少許，樟丹 60g。

【製法】將香油熬熱，放入蓖麻子，炸枯後取出，先下官粉，後下樟丹，煉成膏藥。

【用法】右歪左貼，左歪右貼，要病人少量出汗，勿受風寒。

四、天南膏（止痛膏）

【功效】祛風止痛、頭痛，偏正頭風，抽搐。

【方藥】天南星、川芎各等份。

【製法】共碾為細麵，同帶鬚蔥白搗爛作餅。

【用法】貼太陽穴。

五、細辛膏（再造膏）

【功效】身體瘦弱，神經官能症，腰痠腿疼，失眠。

【方藥】細辛 45g，黃耆 70g，生杜仲 45g，羌活 24g，茯苓 45g，懷牛膝 45g，防風 45g，甘草 36g，生白芍 45g，川芎 45g，人參 45g（去蘆）。

【製法】用上藥料用香油 7500ml，炸枯去渣濾淨煉沸，再入樟丹 2700g 攪勻成膏，每膏藥油 7500ml 兌肉桂麵 36g、麝香 5g 攪勻。每大張淨油 24g，每小張淨油 15g。

【用法】男子貼氣海穴，女子貼關元穴，腰腿疼痛貼患處。

【禁忌】：孕婦忌用。

六、神傳還五膏

【功效】癱瘓，風濕寒痺，半身不遂，風濕關節炎。

【方藥】黃蓍 30g，當歸 30g，羌活 30g，獨活 30g，防風 24g，透骨草 24g，懷牛膝 24g，生杜仲 24g，千年健 18g，鑽地風 18g，川厚朴 18g，麻黃 12g，製乳香 12g，製沒藥 12g，自然銅 9g，香油 1000g，黃丹 420g。

【製法】前 11 味入香油內浸泡，春 3 天，夏 3 天，秋 4 天，冬 7 天。用大火將油燒開，小火將藥炸枯，去渣，將油濾淨，熬至滴水成珠時下丹，稍冷下研細的乳香、沒藥、自然銅調勻，每膏 10g。對症貼穴位，每三天換一次。

【禁忌】：中風及生命體徵尚未穩定者，暫不貼用。

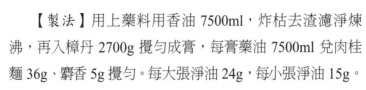 第五節　武當道醫膏藥治婦科病方

一、雙風膏

【功效】舒筋通絡，祛風散寒，調經止痛，女子帶下，月經崩漏。

【方藥】防風、海風藤、梔子、良薑、靈仙、牛膝、熟地、桃仁、柴胡、白鮮皮、全蟲、枳殼、白芷、甘草、

黃連、細辛、白芍、元參、豬苓、前胡、麻黃、桔梗、殭蠶、升麻、地丁、大黃、木通、橘皮、川烏、生地、香附、金銀花、知母、薄荷、當歸、杜仲、白朮、澤瀉、青皮、黃柏、杏仁、黃芩、穿山甲、蒺藜、天麻、苦參、烏藥、羌活、半夏、茵陳、浙貝、五加皮、續斷、山藥、桑皮、白及、蒼朮、獨活、荊芥、芫花、藁本、連翹、遠志、草烏、益母草、五倍子、天南星、何首烏、大楓子各30g。

【製法】香油5000ml熬枯去渣濾過熬沸，再入細料（黃丹2500g，乳香、沒藥、血竭、輕粉、樟腦、龍骨、海螵蛸、赤石脂各30g，梅片、麝香各5g，以上共研細末），另兌攪勻。

【用法】隨症按穴位攤貼之。

二、仙茅膏

【功效】活血化瘀，祛風散寒，調經止痛。

【方藥】仙茅、當歸、川芎、白芷、靈仙、桂枝、官桂、川烏、穿山甲、獨活、千年健、木瓜、牛膝、川斷、天麻、地風各30g，麻黃45g。

【製法及用法】用香油5000ml炸枯去渣，將油熬沸為度，下入樟丹成膏時，再入黃蠟、松香各90g，又用血竭、輕粉、龍骨、乳香、沒藥、硫黃、海螵蛸、赤石脂各30g，冰片15g，麝香3g，蟾酥9g，肉桂30g，共為細面，每500g膏藥兌細料15g。膏藥先用白布裱一層白宣紙，每張大小13～15g，貼丹田穴。

三、附桂紫金膏

【功效】婦女經血不調，行經腹痛，經來黑紫，腹冷

脹痛，以及腎虧氣虛，腰腿無力，周身痠痛等。

【方藥】五靈脂、防風、生杜仲、木瓜、白芷、獨活、當歸、川芎、羌活、生附子各 60g。

【製法】以上藥料，用香油 7500ml，炸枯去渣濾淨再熬，入樟丹 2700g 攪勻成膏，每 7500ml 膏藥油兌乳香麵、沒藥麵、廣木香麵、肉桂麵各 60g 攪勻，每大張淨油 30g，小張淨油 15g。

【用法】貼胃脘部。

【禁忌】孕婦勿貼。

四、調經回春膏

【功效】經血不調，血色不正，血瘀結塊，脅脹腹痛。

【方藥】生地 30g，香附 60g，當歸 90g，大黃 42g，肉桂、厚朴、全蠍、白芷、玄胡各 30g，川烏 42g，細辛 15g，防風 30g，益母草 60g，木香 42g，蓖麻子 30g，穿山甲 18g，杏仁 30g，獨活、羌活各 15g，天花粉 30g，黃連 24g，桃仁 18g，白芍 30g，枳實 15g，三棱 18g，黃柏、玄參、草烏各 30g，熟地 60g，豬牙皂 24g，莪朮 18g，檳榔 24g，川芎、烏藥各 30g，紅花、懷牛膝各 18g，絲瓜絡、丹參各 30g。

【製法】上藥用香油 10000ml 炸枯去渣再熬，舂入黃丹 4140g，用丁香 21g，乾薑 6g，阿魏 3g，乳香、沒藥、血竭各 6g，肉桂 120g，冰片 18g，麝香 6g。

以上 9 味，共為細末，每 500ml 膏油，兌藥細料 24g，攪勻攤貼。

【用法】微火化開貼臍上。

【禁忌】孕婦忌貼。

五、百效膏

【功效】活血化瘀，積聚痞塊及婦女月經不調。

【方藥】白芷 120g，官桂 90g，當歸 330g，玄參、大黃、赤芍、木鱉子各 120g，血餘炭 90g，生地 330g。

【製法】上藥用香油 10000ml 炸枯去渣再熬沸，入黃丹 3000g 攪勻成膏。

另用阿魏、乳香、沒藥各 60g，共為細粉。每 500ml 膏油，兌藥細粉 15g，攪勻攤貼。

【用法】微火化開貼丹田穴。

【禁忌】忌食發物。

六、觀音救苦膏

【功效】風寒濕痺，腰腿作痛，筋骨麻木，四肢不仁，半身不遂，口眼歪斜，癥瘕積聚，肚腹疼痛，女子經血不調，赤白帶下。

【方藥】大黃 60g，花粉 21g，牙皂 24g，蓖麻子 60g，全蠍 21g，枳殼 24g，生地黃 30g，桃仁 21g，白芷 24g，草烏 30g，五倍子 21g，莪朮 30g，羌活、麻黃、肉桂、紅大戟各 24g，香附、厚朴、穿山甲各 21g，蛇蛻 15g，當歸 45g，甘遂、木鱉子各 60g，川烏、三棱各 30g，巴豆、黃柏各 24g，黃耆、杏仁、防風、獨活、檳榔、細辛、玄參各 21g，黃連 15g，蜈蚣 10 條。

【製法】用麻油 25000ml，入群藥浸數日，用慢火熬枯，將藥渣除去，兌入黃丹 720g，密陀僧 120g，熬煉成膏。

【用法】貼患處及小腹。

七、固本膏

【功效】四肢疲倦，婦女血寒，白帶，痞塊等症。

【方藥】肉蓯蓉、生杜仲各 300g，附子 150g，牛膝、川斷、甘草、大茴、菟絲子、天麻、紫梢花各 300g，羊腰子 600g，生地、蛇床子、小茴、官桂、故紙、熟地各 300g，小海馬一對，冬蟲夏草 120g。

【製法】用香油 33750ml，將上藥炸枯除渣，入樟丹 10125g 熬煉成膏，每 7500ml 膏油，兌細末料 120g。

細末方：雄黃、赤石脂、乳香、沒藥各 240g，陽起石 120g，龍骨 360g，母丁香 600g，木香 300g，共研細麵。

【用法】貼小腹。

八、安胎藥膏

【功效】婦人安胎。

【處方】蘇梗、香附各 15g，黨參、酒當歸各 60g，熟地 90g，酒條芩、淮山藥、白朮各 45g，酒川芎、酒芍、陳皮、杜仲、續斷、貝母各 15g。

【製法及用法】麻油 250ml，將上藥熬枯除渣，入黃丹收膏，用時貼於小腹。

九、千金保胎膏

【功效】婦人保胎。

【方藥】益母草、當歸、川芎、白朮各 45g，杭芍 35g，熟地、杜仲各 45g，黃蓍 35g，阿膠 45g，香附、祁艾各 9g，肉桂 3g，酒芩、陳皮各 36g，砂仁 3g。

【製法及用法】用香油 500ml，上藥炸枯去渣，加黃丹成膏，貼小腹。

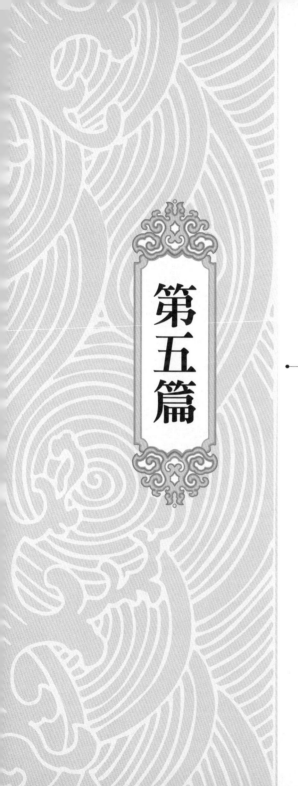

第五篇

武當藥物

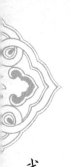

武當方藥精華

✳ 第一節　武當道教醫藥「一把草」療法

武當山位於巴山漢水之間，是名揚中外的道教聖地。由於它山高林密、土地肥沃，是中國南北與東西氣候交接處，因此它氣候宜人，很適合動、植物生長，所以此地區中草藥資源非常豐富，素有「天然藥庫」之稱。近年來，雖有很多有識之士對其中草藥資源做過多次調查，並整理出數部很有價值的文獻，但由於諸多原因，至今所見資料難盡人意。

筆者得天時、地利、人和之優勢，歷時三十餘年、十餘次進入武當山深處，少則住幾天，多則住月餘，走訪了幾十位草藥醫及老藥農，又得武當山道教協會和多位道友鼎力幫助，特別是武當山三代草醫唐清明老先生傳授的「武當山七十二種七、三十六種還陽、三十三種風」及其他資料中記載的武當山四大名藥，即「頭頂一顆珠，江邊一碗水，文王一支筆，七葉一枝花」，是最具有地方特色、帶有神祕色彩、附有神話傳說的中草藥。

近些年來，國家改革開放，交通便利，武當山地區引進了很多外地植物如「蘆薈」等，引進了很多食用菌、食用菇的種植和育種技術，武當山地區種植了大量食用菌和食用菇，不但提高了當地民眾的生活水準，亦增加了當地中草藥資源的品種。因此，這次調查，不僅是武當山地區傳統中草藥，亦有當今武當山地區現在生長的外地引進的新品種，並且收集到武當山地區古代秘傳「用藥心得口訣」，現一併公佈於下。

雖然這次調查我本人已盡其全力，所得資料自己認為仍不夠完善，有些資料尚有些粗糙。我深知人生苦短，憑我一人之力，把這項工做作好，離要求相差甚遠。

這次只能是拋磚引玉，請有志的同道及大賢作為參考，並請提出批評、指正，使文稿更加完善，為弘揚武當道教醫藥做出各自更大的貢獻。

✳ 第二節　武當「四大名藥」臨床應用

一、七葉一枝花

七葉一枝花為百合科植物蚤休的根莖，味苦，性微寒，有小毒，能解毒醫瘡，清熱止痙，祛痰平喘，祛瘀療傷。武當山有藥歌曰：「七葉一枝花，深山是它家，醫瘡療傷損，退熱平喘佳。」

臨床應用：

1.解毒醫瘡：

用於濕熱瘡瘍、癰、疔、癤及腫瘤及咽喉腫痛等，並治療蛇傷。

方1：七葉一枝花6g，蒲公英32g，水煎服。外治法：治癰、疔、癤、痄腮、瘰癧，用七葉一枝花、天花粉各2份，天仙子1份，共研為細末，用沸水調藥末如軟餅，外貼患處。

方2：七葉一枝花6g，生薑3g，水煎，兌酒少許為引，內服，治療乳腺炎。乳癌，用芹菜、七葉一枝花各適量，搗料敷患處。

方3：七葉一枝花6g，青木香3g，生嚼，冷開水送服。外用七葉一枝花，以醋磨濃汁搽外傷，治毒蛇咬傷。

2.清熱止痙：

用於流腦、日本腦炎等急性傳染病，高熱神昏抽搐。

方1：七葉一枝花6g，麥冬6g，金銀花10g，青木香3g，白菊花10g，水煎服，治療流腦、日本腦炎高熱抽搐。

方2：七葉一枝花6g，石斛10g，羚羊角粉1g（沖服），上藥水煎服汁，沖服羚羊角粉，治各種急性高熱抽搐。

3.祛痰平喘：

用於哮喘、小兒麻疹合併肺炎、咳嗽氣喘、肺結核、咳嗽吐痰。

方1：七葉一枝花10g，靈芝10g，蘇子10g，白芥子10g，葶藶子10g，蜂房10g，土元10g，水煎服，治老年頑固性哮喘。

方2：七葉一枝花6g，魚腥草10g，炙麻黃5g，杏仁6g，生石膏15g，生甘草3g，水煎服，治小兒肺炎合併哮喘，咳嗽。

方3：七葉一枝花10g，熟地15g，麥冬15g，地骨皮10g，桑白皮10g，炙紫菀10g，炙甘草6g，水煎服，治肺結核咳喘。

4.祛瘀療傷：

用於跌打損傷，血瘀腫痛，體癬，肝炎。

方1：七葉一枝花150g，研細末，每次2g，開水沖

服，外用白酒調上述藥末成糊狀，外敷傷處，每日 3 次。治療跌打損傷，血瘀腫痛。

方 2：七葉一枝花 10g，以醋磨濃汁，外搽患處。治療體癬。

方 3：七葉一枝花 200g，研細末，每次 5g，用白糖水送服，每日 3 次。治療急、慢性肝炎，外用適量。

二、頭頂一顆珠

頭頂一顆珠為百合科植物延齡草的根莖或成熟果實。因這種植物有 3 片葉輪生於莖的頂端，花單生於輪生葉之上，開花後結出圓球形的果實，成熟後黑紫色，富有光澤，好似一披紗少女頭上戴有一顆珠寶，因而得名。

它的果實生在上部，又稱「天珠」，它的根莖粗壯肥大，橢圓形，下方生有多條鬚根，加工成藥材時常將其鬚根編紮在根莖之外方，形成球形。因它生長在根下，又稱為「地珠」。均為武當山地區的「四大名藥」。味甘微辛、溫，有小毒，歸肝腎經。

功效：活血止痛，鎮靜安神，清腦定眩，止帶調經。

臨床應用：

1.活血止痛：

用於跌打損傷，紅腫疼痛，急、慢性腰腿痛，慢性勞損。

方 1：頭頂一顆珠（天珠和地珠各半）4～6 顆，研為細末，每次用白開水沖服 3g，每日 2～3 次，連服 3 天。

方 2：頭頂一顆珠（天珠與地珠各半）8～10 顆，泡白酒 1000ml，浸泡 21 天，開始服用，每日服用 25ml，治療各種慢性腰腿痛，慢性勞損。

2.鎮靜安神：

用於失眠多夢，頭暈健忘，神疲乏力。

方 1：頭頂一顆珠（天珠與地珠各半）4 顆，鮮雞蛋一枚，白糖 20g，先將藥物用清水煮 30 分鐘後，將雞蛋打破，倒入藥汁內，待雞蛋煮熟，加入白糖，吃蛋喝湯。每日用 1 劑，治療同上。

3.清腦定眩：

用於高血壓引起頭昏頭眩，頭痛頭脹。

方 1：頭頂一顆珠（天珠、地珠各半）4 顆，黃連 6g，天麻 10g，懷牛膝 15g，水煎 30 分鐘，取藥汁 200ml，每次服 100ml，每日 2 次，連服 3 天，治症同上。

4.止帶調經：

用於婦人月經不調，崩漏帶下，痛經。

方 1：頭項一顆珠（天珠、地珠各半）4 顆，燉烏骨雞一隻，可加少許鹽調味，吃肉喝湯，治症同上。

方 2：頭頂一顆珠（天珠、地珠各半）100g，研細末，每次 3g，每日 3 次，煎服每次用 4 顆，治痛經、崩漏。

三、文王一支筆

文王一支筆為多年生寄生草本，高 3 吋左右。根莖肥

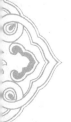

厚，莖直立，肉質。葉狹長鱗片狀，復瓦狀排列。花穗單一，肥厚，頂生，長橢圓形，雌雄異株。藥用全草，夏秋採集全草，曬乾。味苦澀，性寒涼。能清熱解毒，止咳止血。

臨床應用：

1.清熱解毒：

用於蛇頭疔、癰腫。

方1：取鮮品文王一支筆適量搗爛，外敷於患處，每日換藥一次。

2.止咳止血：

用於潰瘍性結腸炎出血。

方1：文王一支筆10g（乾品），黃連、黃芩、黃柏、椿白皮、血餘炭各5g，水煎2次，取藥汁100ml，保留灌腸。每日1～2次。

方2：文王一支筆10g，海螵蛸10g，玄胡10g，共研細末，每次服10g，每次3次。用於十二指腸球部潰瘍出血。

方3：文王一支筆10g，白及10g，白茅根10g，仙鶴草10g，水煎服，每日1劑。用於支氣管擴張性咳嗽吐血。

四、江邊一碗水

江邊一碗水為多年生草本，高1～2公尺，地下莖橫生，棕黑色，有殘留的碗狀殘痕，下部鬚根。葉三片，盾形，邊有四至九個不等深裂，葉緣鋸齒狀，有針狀尖刺。

花二至三朵，紫紅色或深紅色。果球形，多漿。

四季可挖，藥用根莖，去鬚根，曬乾備用，味辛，性溫，有毒。

功效：袪痰散結，解毒醫傷。有毒慎用，內服量最大不能超過 1g。

臨床應用：

1.袪痰散結：

用於跌打損傷，筋骨疼痛，癥瘕腫塊，淋巴結核，婦科肌瘤，囊腫等。

方1：跌打損傷，筋骨疼痛，勞傷等。用江邊一碗水研為細末，每次用酒送服 1g，一天 2 至 3 次。

方2：婦科癥瘕腫塊，淋巴結核等。江邊一碗水研細末 50g，白蚤休研細末 30g，每次用藥末 20g，用蜂蜜調膏外敷。

方3：血瘀胃痛。江邊一碗水研細末，每次（男酒女醋）送服 1g。

2.解毒醫傷方：

治毒蛇、毒蟲咬傷及癰、瘡、疔毒、紅腫疼痛。

方1：毒蛇、毒蟲咬傷。用江邊一碗水鮮品搗爛，外敷傷處。

方2：癰、瘡、疔毒、紅腫疼痛。江邊一碗水鮮品搗膏外敷。

✖ 第三節　武當山地區藥用植物「七十二種七」名錄

藥名	功效	藥名	功效
鐵絲七	清熱除濕，調經止血	雲霧七	解毒消腫，活血止痛
豬毛七	清熱解毒，利尿消腫	掃帚七	清熱除濕，活血止痛
蕨雞七	祛風通絡，理氣止痛	紅毛七	清熱解毒，活血散瘀
枇杷七	清熱潤肺，止咳化痰	金鞭七	活血散瘀，止血止痛
羊角七	祛風除濕，舒筋活絡	包袱七	清熱解毒，活血散瘀
銅骨七	解毒消腫，活血止痛	雷公七	祛風解毒，消腫止痛
石蛋七	清熱解毒，止血止痛	烏金七	祛風解毒，行氣止痛
麻布七	祛風除濕，活血止痛	銅鑼七	祛風除濕，行氣止痛
燈台七	清熱除濕，消腫止痛	烏龜七	消熱解毒，散瘀消腫
小菜子七	舒筋活絡，消腫止痛	白三七	滋補強壯，散瘀止痛
豆葉七	散瘀止痛，活血調經	蘿蔔七	止咳定喘，行氣止痛
菜子七	解痙鎮咳，活血止咳	鴨腳七	祛風活血，鎮痙止咳
大菜子七	活血止痛，調經止咳	黑虎七	祛風除濕，散瘀止痛
岩三七	解毒消腫，止血止痛	猴子七	利尿消腫，活血調經
鳳尾七	滋陰安神，調經活血	泡桐七	清熱解毒，利水消腫
雞爪七	清熱解毒，利濕鎮痛	葫蘆七	活血散瘀，消腫止痛
金毛七	活血散瘀，止血止咳	芝麻七	祛風除濕，止痛利尿
牛角七	清熱利濕，散瘀止痛	辣椒七	清熱解毒，消腫鎮痛
硃砂七	散瘀消腫，止血止痛	百合七	清熱止咳，涼血消腫
蕎麥七	清熱解毒，消腫止痛	竹葉七	清熱解毒，消腫利尿
血三七	清熱解毒，活血止痛	剪刀七	祛風解毒，散瘀止痛
雞骨七	清熱解毒，散瘀消腫	竹根七	祛風除濕，止血調經
飛蛾七	清熱解毒，消腫止痛	草三七	養陰潤肺，養胃生津
算盤七	活血止血，行氣調經	酒母七	消腫止血，祛痰止咳
蜂子七	清熱解毒，散瘀止血	鞭桿七	除濕通絡，活血調經
麥吊七	清熱解毒，消腫止痛	盤龍七	祛風除濕，活血調經
破血七	祛風除濕，活血散瘀	龍頭七	養陰潤肺，益胃生津
冷水七	清熱解毒，消腫止痛	杯子七	活血散瘀，消腫止痛
毛菜子七	止血止痢，活血調經	冰盤七	補氣養陰，益腎潤肺
鴛鴦七	清熱解毒，活血散瘀	黃精七	清熱解毒，利尿強心
蜈蚣七	活血消腫，止血止痛	苞谷七	止痛祛風，利尿強心
土黃七	清熱解毒，利濕鎮痛	海螺七	清熱解毒，散瘀止痛
雞血七	消腫解毒，活血散瘀	接骨七	祛風活絡，補氣活血
扣子七	祛瘀生新，止血止痛	螃蟹七	祛風除濕，消腫解毒
水田七	祛風除濕，散寒止痛	蛇谷七	祛風除濕，化痰消腫
小葉扣子七	散瘀消腫，止血鎮痛	牌樓七	理氣行血，止痛止咳

✳ 第四節　武當山地區藥用植物「三十六種還陽」名錄

藥名	功效	藥名	功效
金杉還陽	清熱解毒，活血袪痰	銅絲還陽	清熱解毒，活血調經
刷子還陽	袪風通絡，舒筋活血	馬尾還陽	袪風除濕，散寒理氣
鋪地還陽	袪風除濕，舒筋活血	韭菜還陽	活血散瘀，解毒消炎
松柏還陽	袪風除濕，舒筋活絡	碎骨還陽	清熱除濕，袪風通絡
樹柏還陽	解毒消腫，活血散瘀	鐵板還陽	清熱解毒，利尿通淋
雞爪還陽	消炎退熱，止血止喘	鐵絲還陽	清熱利濕，涼血止血
金耳還陽	袪風通絡，消腫鎮痛	岩板還陽	消腫散瘀，止血止痛
石蒜還陽	清熱解毒，活血通經	貓兒還陽	解毒散瘀，止血止痛
石筍還陽	袪寒退熱，利濕退黃	清水還陽	活血散瘀，止血止痛
苞菜還陽	袪風化痰，止血止痛	青菜還陽	除濕補虛，止血止咳
十步還陽	舒筋通絡，散瘀止痛	馬耳還陽	活血散瘀，止血止痛
六月還陽	清熱解毒，消腫止痛	豆板還陽	活血止痛，潤肺止咳
石雀還陽	清熱解毒，活血止痛	馬蹄還陽	散瘀鎮痛，活血調經
豆瓣還陽	活血止痛，解熱止痢	扇子還陽	清熱生津，滋陰養胃
打死還陽	消腫化瘀，止血止痛	蜈蚣還陽	滋陰潤肺，補虛益損
菊花還陽	清熱解毒，消腫止痛	落地還陽	活血散瘀，止痛補虛
梅花還陽	清熱解毒，止血止痢	瓜米還陽	清熱生津，潤肺止咳
雞毛還陽	袪風除濕，消炎鎮痛	鴉雀還陽	養陰潤肺，活血止痛

✳ 第五節　武當山地區藥用植物「三十三種風」名錄

藥名	功效	藥名	功效
接骨風	活血袪瘀，解毒消腫，袪風止癢	石防風	袪風滲濕，散寒止痛
追骨風	清熱解毒，袪風活絡，止痛消腫	鑽地風	清熱利尿，通氣下乳
岩腳風	清熱解毒，活血止痛	八兩風	袪風除濕，舒筋活絡，散瘀止痛
關防風	袪風解表，滲濕止痙（有毒慎用）	三風風	袪風除濕，活血通絡，消腫止痛
竹節防風	清熱解毒，止咳化痰，涼血止血	鷹爪風	清熱平肝，息風鎮驚

藥名	功效	藥名	功效
雁爪風	祛風活血，除濕止痛	三花兔耳風	清熱解毒，止血生肌
大岩風	祛痰止咳	青藤風	祛風通絡，消腫止痛
爬岩風	祛風止痛	青樹風	解毒鎮痛，清熱利尿
岩角風	利尿通淋，解毒消腫，涼血止血	過牆風	祛風解毒，活血通經
岩防風	辛溫解表，祛寒止痛	腫節風	活血舒筋，解毒散結
柴防風	祛風鎮痛，退熱消腫	地子風	清熱解毒，散瘀消腫涼血止血，活血止痛
山飄風	清熱解毒，活血止痛	透耳風	宣肺止咳，清熱利尿，消腫解毒，行氣止血
三匹風	清熱解毒，消腫止痛	杏葉防風	溫中散寒，行氣止痛，健脾消食
五角風	祛風滲濕，止癢止痛	半邊風	清熱解毒，止咳止血
三角風	祛風除濕，通絡解毒，止痛止血	落柱葉下風	解毒通竅，祛寒止痛
光葉兔耳風	養陰清肺，通經活血	爬牆風	清熱解毒，祛風除濕
杏香兔耳風	清熱利濕，涼血散毒，散結止血		

✳ 第六節　武當山現存植物藥名錄

藥名	功效	藥名	功效
一葉秋	舒筋活血，益腎助陽	十大功勞樹根	清熱燥濕，解毒消腫
一枝黃花	花疏風清熱，解毒消腫	十大功勞樹木	清熱除煩，解毒
一年蓬	清熱解毒，抗瘧	十大功勞樹籽	補肺益腎，清虛熱
一點紅	清熱解毒，散瘀消腫	丁柳皮	祛風止痛，舒筋活絡

藥名	功效	藥名	功效
一見喜	清熱涼血，消腫止痛	八角楓葉	乳結疼痛，刀傷出血
一枝蒿	清熱解毒，消腫止痛	八角楓花	胸腹脹痛
一碗水	化痰止咳，祛風止痛	八角楓樹細根	除濕止痛、跌打損傷
一點血	生血活血，紅崩白帶	九龍藤的莖	祛風、化痰、止痛
一匹草	咳嗽吐血，風濕痺痛	九里香樹枝、葉	祛風除濕，行氣活血，止癢止痛
一把篾	清熱利尿，活血散瘀	八仙花	截瘧疾，除煩熱，鎮痛，宜外用
一味藥	治瘰癧，痔瘡，利水，止血	七角風根、葉	祛風除濕，接骨續筋，活血化瘀
了哥王	清熱解毒，消腫散結	刀豆	溫中下氣，益氣補元，健脾利腸
一枝旗	清熱利濕，淋症黃疸	刀豆殼	和中下氣，活血散瘀
一支箭	清熱解毒，活血散瘀	刀豆秧根	風濕腰痛，腎虛腰痛
一皮草	跌打損傷，清熱解毒	八角蓮	清熱解毒，活血散瘀
七筋姑	祛風解毒，散瘀止痛	九牛薯	潤肺止咳，化痰止血
十大功勞樹葉	祛風止癢，滋陰清熱	九節茶	祛風除濕，活血止痛
九牯牛	活血調經，抗勞傷	土百部	潤肺抗癆，殺蟲滅蝨
二色補血草	益脾健胃，補血止血	土當歸	除風和血，發汗止痛
七鰲丹	散瘀止痛，殺蟲化痰	土遠志	調和氣血，散瘀抗癆
八角香	散瘀，止痛，化痰	土連翹	清熱解毒，止咳抗瘧
人血七	活血化瘀，止血止痛	土羌活	除風散寒，發汗止痛

藥名	功效	藥名	功效
九牛造	消食化積，行氣消脹	土良薑	溫胃止痛，燥濕散寒
丁香蓼	清熱解毒，利濕消腫	土附子	暖腰腎，助相火，興陽事
八釐麻	活血散瘀，接骨鎮痛	土荊皮	治癬疥
九頭獅子草	清熱解毒，解表發汗，逐水	土荊芥	祛風殺蟲，調經止痛
八角烏	活血止血，散瘀消腫	馬鞭草	清熱解毒，活血散瘀，利水殺蟲
九月花	解毒生肌，專治燒傷	土黃連	清熱解毒，利尿止瀉
八月榨	活血止痛，利尿消腫，抗癌	土兒	清熱解毒，理氣散結，止咳
九牛造莖、葉	止血，止痛，生肌	土箭薯	補虛健脾
九牛造根	行氣止痛，強筋壯骨	大一枝箭	解毒消腫，潤肺止咳，醫瘡止痛。
八仙草	清濕熱，消腫，止痛，止血	大人血七	活血散結，行氣止痛，散瘀止血
九牛糟	通便利水，消積破瘀，消食止痛	山丹	除煩安神，潤肺止咳
九頭草	清熱利水，調經止血	山枇杷	治瘰癧，癢疹，風濕麻木
七星劍	治狂犬傷、毒蛇傷	山礬葉	清熱止血，抗癆止咳
九里香根	散瘀止痛，殺蟲，洗爛瘡	山礬花	理氣化痰，胸悶咳嗽
丁癸草	清熱解毒，祛痰	山礬根	清濕熱，祛風，涼血，治黃疸
丁癸草根	清熱解毒，消腫	山苦蕒	清熱解毒，瀉肺熱，涼血，止血
丁榔皮	祛風止痛，通經活絡	山苦菜	清熱解毒，祛風除濕，鎮痛
土白斂	清熱化痰，消腫散結，解毒止痛	山茱萸	補肝腎，澀精氣，固虛脫
土半夏	燥濕化痰，健脾和胃，降逆嘔	山藥藤	治皮膚濕疹，小腿丹毒

藥名	功效	藥名	功效
山麻黃	解表發汗，滲濕健脾	小年藥	治一切瘡瘍腫毒
山櫻桃	益氣固表，固精止瀉	小血藤	行氣止痛，活血散瘀
大對經草	活血調經，止血止痛，利水消腫	小羊桃	清熱解毒，補虛益損
大葉鳳尾	解毒清熱，祛風利濕	小紅藤	化瘀止痛，接骨續筋
大紅袍	活血祛風，利水止瀉，止血止痛	小連翹	活血止痛，調經通乳
三升米	清熱除煩，養血調經	小金櫻	散瘀止血，清熱消腫
三楞草	風濕骨痛，左癱右瘓	小通草	滲濕利尿
三角風	祛風除濕，解毒止痛	小萹蓄	利尿通淋，化石殺蟲
三棱	破血，行氣，消積，止痛	小箭草	理氣散寒，消積止痛
三鑽風	活血舒筋，散瘀消腫	小三棵針	清熱解毒，消炎止痢
凹葉景天	治痢疾，瘡瘍	小過路黃	祛風散寒，感冒咳嗽
孔雀草	清熱利濕，祛痰止咳	小血光藤	安五臟，利九竅，除風濕，祛寒熱
山白菊花	清熱解毒，祛痰鎮咳	小赤麻根	跌打損傷，紅腫疼痛
山油麻	治癘毒，止痛，止血	小青藤香	理氣止痛，解蛇毒
山桂花	滋補強壯，舒筋散瘀	小敗火草	祛風散寒，解毒消腫
山核桃	滋潤補養，治腰痛	小岩白菜	益氣潤肺，肺虛久咳
山海螺	消腫解毒，排膿祛痰	小葉鳳凰尾巴草	目赤腫痛，乳癰瘡毒
千斤拔	祛風利濕，解毒散瘀	三七	止血散瘀，消腫止痛

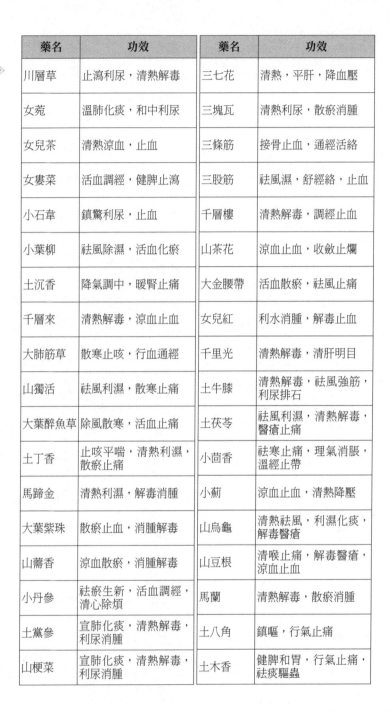

藥名	功效	藥名	功效
川層草	止瀉利尿，清熱解毒	三七花	清熱，平肝，降血壓
女菀	溫肺化痰，和中利尿	三塊瓦	清熱利尿，散瘀消腫
女兒茶	清熱涼血，止血	三條筋	接骨止血，通經活絡
女婁菜	活血調經，健脾止瀉	三股筋	祛風濕，舒經絡，止血
小石韋	鎮驚利尿，止血	千層樓	清熱解毒，調經止血
小葉柳	祛風除濕，活血化瘀	山茶花	涼血止血，收斂止爛
土沉香	降氣調中，暖腎止痛	大金腰帶	活血散瘀，祛風止痛
千層來	清熱解毒，涼血止血	女兒紅	利水消腫，解毒止血
大肺筋草	散寒止咳，行血通經	千里光	清熱解毒，清肝明目
山獨活	祛風利濕，散寒止痛	土牛膝	清熱解毒，祛風強筋，利尿排石
大葉醉魚草	除風散寒，活血止痛	土茯苓	祛風利濕，清熱解毒，醫瘡止痛
土丁香	止咳平喘，清熱利濕，散瘀止痛	小茴香	祛寒止痛，理氣消脹，溫經止帶
馬蹄金	清熱利濕，解毒消腫	小薊	涼血止血，清熱降壓
大葉紫珠	散瘀止血，消腫解毒	山烏龜	清熱祛風，利濕化痰，解毒醫瘡
山薷香	涼血散瘀，消腫解毒	山豆根	清喉止痛，解毒醫瘡，涼血止血
小丹參	祛瘀生新，活血調經，清心除煩	馬蘭	清熱解毒，散瘀消腫
土黨參	宣肺化痰，清熱解毒，利尿消腫	土八角	鎮嘔，行氣止痛
山梗菜	宣肺化痰，清熱解毒，利尿消腫	土木香	健脾和胃，行氣止痛，祛痰驅蟲

武當方藥精萃

藥名	功效	藥名	功效
大薊	涼血止血，祛瘀消腫	土木賊	清熱利濕，明目退黃
大丁香	祛風濕，解毒	土中聞	清肺定喘，止咳化痰
萬壽菊	清熱解毒，化痰止咳	土貝母	散結毒，消癰腫，抗癌腫
萬壽菊根	解毒消腫，清熱止痛	土田七	散瘀消腫，活血止痛，行氣止血
大漂	祛風發汗，利尿解毒	土白及	補肺生肌，化瘀止血
萬年青	清熱解毒，利尿強心	乾漆	破瘀血，消積滯，殺蟲
小玉竹	養陰生津，潤燥除煩	乾冬菜（霉乾菜）	滋陰開胃，化痰利膈
山菅蘭	清熱解毒，祛濕	土香榧	治惡性腫瘤
乾萼茄	清熱解毒，治狂犬咬傷	大黃	瀉熱毒，破積滯，行瘀血
大風艾	祛風止痛，殺蟲止癢，解毒	大戟	瀉水飲，利二便，治水腫
三丫苦	清熱解毒，消炎止痛	大白藥	接骨，止血
大花衛矛	活血散瘀，祛風止痛	大發汗	發汗解表，祛風止痛
大伸筋	溫經活絡，健脾利濕	女貞子樹根	散血瘀，止氣痛，止咳，止帶
大金刀	清熱利尿，散瘀止血	小叢紅景天	補腎明目，養心安神，活血調經
大巢菜	清熱利濕，和血祛痰	馬桑樹根	殺蟲
大九股牛	消炎止痛，止咳	山檀樹根皮	止血，消腫，行氣，止痛
大荃麻	祛風解表，利氣化痰	山楂果	活血化瘀，降血脂，化肉積
大二郎箭	破瘀生新，治白淋	山楂花	降血壓

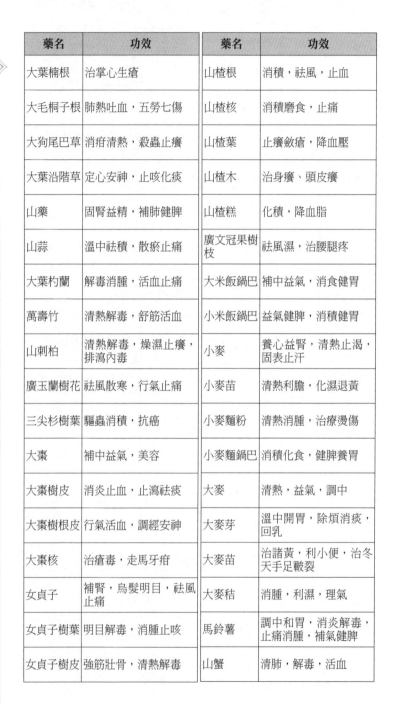

藥名	功效	藥名	功效
大葉楠根	治掌心生瘡	山楂根	消積，袪風，止血
大毛桐子根	肺熱吐血，五勞七傷	山楂核	消積磨食，止痛
大狗尾巴草	消疳清熱，殺蟲止癢	山楂葉	止癢斂瘡，降血壓
大葉沿階草	定心安神，止咳化痰	山楂木	治身癢、頭皮癢
山藥	固腎益精，補肺健脾	山楂糕	化積，降血脂
山蒜	溫中袪積，散瘀止痛	廣文冠果樹枝	袪風濕，治腰腿疼
大葉杓蘭	解毒消腫，活血止痛	大米飯鍋巴	補中益氣，消食健胃
萬壽竹	清熱解毒，舒筋活血	小米飯鍋巴	益氣健脾，消積健胃
山刺柏	清熱解毒，燥濕止癢，排瀉內毒	小麥	養心益腎，清熱止渴，固表止汗
廣玉蘭樹花	袪風散寒，行氣止痛	小麥苗	清熱利膽，化濕退黃
三尖杉樹葉	驅蟲消積，抗癌	小麥麵粉	清熱消腫，治療燙傷
大棗	補中益氣，美容	小麥麵鍋巴	消積化食，健脾養胃
大棗樹皮	消炎止血，止瀉袪痰	大麥	清熱，益氣，調中
大棗樹根皮	行氣活血，調經安神	大麥芽	溫中開胃，除煩消痰，回乳
大棗核	治瘡毒，走馬牙疳	大麥苗	治諸黃，利小便，治冬天手足皸裂
女貞子	補腎，烏髮明目，袪風止痛	大麥秸	消腫，利濕，理氣
女貞子樹葉	明目解毒，消腫止咳	馬鈴薯	調中和胃，消炎解毒，止痛消腫，補氣健脾
女貞子樹皮	強筋壯骨，清熱解毒	山蟹	清肺，解毒，活血

藥名	功效	藥名	功效
小葉蛇地錢	清熱解毒，消腫止痛	三百銀	祛風濕，強筋骨，解蛇毒
乾巴菌	解毒消腫，止瀉固腸	小葉三點傘	健脾利濕，止咳平喘，解毒消腫
大白菜	清熱除煩，通腸養胃，潤肺止咳	山螞蟥	祛風活絡，解毒消腫
小白菜	行氣祛瘀，解熱除煩	山野豌豆	祛風活血，舒筋止痛
馬齒莧	清熱解毒，消腫止痢	大金牛草	清熱解毒，祛痰止咳，活血散瘀
馬齒莧子	烏鬚黑髮，益壽延年	千金子	利水消腫，破血散瘀
乾薑	祛寒逐濕，和血通氣，去腐生新	山芝麻	清熱解毒，止咳
大蒜	消腫解毒，殺蟲止痢，止咳健胃	文竹	清熱解毒，利尿通淋，止咳
大蒜桿	燻洗瘡瘍，疥癬及風濕	天漿殼	溫肺化痰，止咳平喘
大葉骨脾葉	清熱解毒，涼血止血，消腫止痛	水龍	清熱利水，涼血消腫
三百草	清熱利尿，解毒消腫	火尾搖	殺蟲止癢，治癬
馬兜鈴	清熱止咳，平喘祛痰	少花龍葵	解毒，利水，平肝
大青葉	清熱解毒，涼血止血	五月茶	收斂止瀉，行氣活血
土大黃	清熱通便，殺蟲	雲香	清熱解毒，涼血散瘀
土人參	補中益氣，潤肺生津	毛排錢	消炎解毒，活血，利尿
小木通	活血通絡，清熱利尿	毛果算盤子	清熱解毒，祛濕止癢，止瀉
三面刀	清熱涼血、活血	毛果巴豆	祛寒除風，活血止痛
馬尾蓮	清熱燥濕，解毒消腫	牛皮消	滋補，健脾，消脹

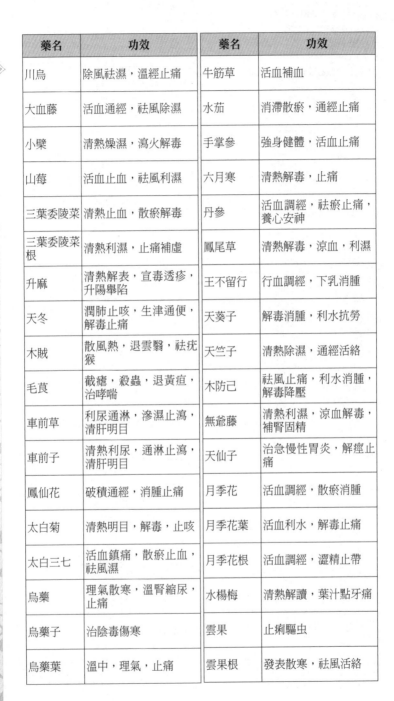

藥名	功效	藥名	功效
川烏	除風祛濕，溫經止痛	牛筋草	活血補血
大血藤	活血通經，祛風除濕	水茄	消滯散瘀，通經止痛
小檗	清熱燥濕，瀉火解毒	手掌參	強身健體，活血止痛
山莓	活血止血，祛風利濕	六月寒	清熱解毒，止痛
三葉委陵菜	清熱止血，散瘀解毒	丹參	活血調經，祛瘀止痛，養心安神
三葉委陵菜根	清熱利濕，止痛補虛	鳳尾草	清熱解毒，涼血，利濕
升麻	清熱解表，宣毒透疹，升陽舉陷	王不留行	行血調經，下乳消腫
天冬	潤肺止咳，生津通便，解毒止痛	天葵子	解毒消腫，利水抗勞
木賊	散風熱，退雲翳，祛疣猴	天竺子	清熱除濕，通經活絡
毛茛	截瘧，殺蟲，退黃疸，治哮喘	木防己	祛風止痛，利水消腫，解毒降壓
車前草	利尿通淋，滲濕止瀉，清肝明目	無爺藤	清熱利濕，涼血解毒，補腎固精
車前子	清熱利尿，通淋止瀉，清肝明目	天仙子	治急慢性胃炎，解痙止痛
鳳仙花	破積通經，消腫止痛	月季花	活血調經，散瘀消腫
太白菊	清熱明目，解毒，止咳	月季花葉	活血利水，解毒止痛
太白三七	活血鎮痛，散瘀止血，祛風濕	月季花根	活血調經，澀精止帶
烏藥	理氣散寒，溫腎縮尿，止痛	水楊梅	清熱解讀，葉汁點牙痛
烏藥子	治陰毒傷寒	雲果	止痢驅蟲
烏藥葉	溫中，理氣，止痛	雲果根	發表散寒，祛風活絡

武當方藥精萃

藥名	功效	藥名	功效
水八角	祛風活血，解毒，利水	見血飛	祛風散寒，活血舒筋，鎮痛止血
六股筋	消腫止痛，接骨續筋	五朵雲	清熱祛痰，利尿消腫
甘蔗	除熱止渴，和中寬膈，行水	牛奶漿草	逐水消腫
甘遂	逐水攻痰，通便消腫	水金鳳	理氣活血，舒筋
瓦松	活血止血，消痔斂瘡	烏蘞莓	解毒消腫，活血散瘀，利尿止血
瓦葦	利尿止血，消痔止痛	烏蔗連	清熱解毒，活血止血
甘藍	益腎強筋	水芹	清熱利濕，止血降壓
天仙藤	行氣利水，消腫	天胡荽	清熱利濕，祛痰止咳
支柱蓼	收斂止血，止痛生肌	水晶蘭	補虛止咳
水紅花子	活血止痛，利尿消積	長春花	抗癌，降壓
火炭母	清熱解毒，利濕止帶，涼血止癢，明目退黃	毛脈蓼	清熱解毒，收斂止瀉，止血，鎮痛
午時茶	散瘀止痛，解毒消腫	雙飛蝴蝶	祛風化痰，通經散瘀
五色梅	清熱解毒，散結消腫，止痛止癢	木芙蓉葉	消腫止痛，治腫瘍
水苦英	活血止血，解毒消腫	中華奇異果	調中理氣，生津潤燥，解熱除煩
牛耳岩白菜	補虛止咳，除濕止血	中華奇異果根	清熱解毒，活血消腫，祛風利濕，抗癌
六月雪	疏風解表，清熱利濕，舒筋活絡	木蓮	遺精，陰囊腫大，大便下血，血淋，白癬風，疥癬
王瓜根	清熱解毒，利尿消腫，散瘀止痛	毛桃樹葉	殺蟲止癢
六棱菊	祛風利濕，活血解毒	烏柏樹根	利尿瀉下

藥名	功效	藥名	功效
五眼果樹皮	治瘡瘍、燙傷、陰囊濕疹	艾葉	祛寒止痛，溫經止血，除風止癢
木黃連根莖	清心胃火，解毒，退黃，止血，止痛	石斛	生津止渴，清胃止嘔
五味子	滋腎斂肺，止汗止瀉，澀精	石韋	利尿通淋，清熱止血
五味子樹莖藤	活血祛風，消腫止痛	白鮮皮	燥濕止痛，殺蟲止癢，止血生肌
無患子樹果	清熱祛痰，利咽止瀉	白蘞	清熱解毒，散結消腫，收斂生肌
無患子樹根	清熱解毒，化痰散瘀	白蒺藜	平肝散風，調經催乳
毛木耳	涼血，止血，養生，補肝腎	白茅根	涼血止血，清熱利尿
天麻	平肝通絡，祛風定驚	白花蛇舌草	清熱解毒，散結抗癌
牛肝菌	排毒養顏，補肝養腎，抗老	白頭翁	涼血止痢，解毒醫瘡，殺蟲止癢
雙孢菇	排毒養顏，補肝養腎，益壽延年	瓜蔞	清熱化痰，寬胸散結，潤腸通便
天骷髏（掛在桑樹上風乾的隔年蘿蔔乾）	全身筋骨痛，婦人血淋白帶	玉竹	養陰潤燥，生津止渴
雲霧草	除濕通絡，止咳平喘，清熱解毒	半枝蓮	解毒醫瘡，祛瘀抗癌，行氣止痛，利尿消腫
烏蘞	清熱解毒，利尿止血	半邊蓮	解毒醫瘡，祛瘀抗癌，利水消腫，治毒蛇咬傷
分經草	補虛止咳，活血調經	半夏	祛痰止咳，降逆止嘔，行瘀解毒
水龍骨	治跌打損傷	冬葵根	清熱解毒，利尿通淋
火麻仁	潤腸通便	冬葵葉	清熱，行水滑腸
玉柏	益氣止渴	冬葵子	利尿，下乳
龍珠	治淋病，疔瘡	仙鶴草	療傷止血，清腸止瀉，清肺止咳，補中益氣

藥名	功效	藥名	功效
東方狗脊	祛風濕，壯腰膝	仙茅	溫腎壯陽，強筋壯骨
冬里麻	解表清熱，活血利濕，鎮驚止痛	仙人掌	解毒消腫，補脾止瀉
蘭香草	祛風除濕，止咳散瘀，調經止帶	仙人球	肺熱咳嗽，燙傷，腫痛
生何首烏	益陰截瘧，潤腸通便，醫癬	玉鳳花	散氣，解毒
生地黃	潤腸通便，涼血止血，生津止渴	白蘇	除濕，理氣，和胃
龍膽草	瀉肝降火，利濕退黃	白筋花	活血行氣，散瘀止痛
玉葉金花	疏風清熱，涼血解毒	冬瓜	利水消痰，清熱解毒，瘦身美體
白花丹	散瘀消腫，療內傷	白蘿蔔	清肺止咳，理氣化痰，治頭痛，腳汗
石仙桃	清熱養陰，化痰止咳	白蘿蔔汁	補虛強身，理氣
白鶴藤	祛痰止咳，祛腐生肌	白茯苓	利濕，寧心，安神
白菊花	平肝息風，明目	石耳	養陰潤肺，涼血止血，清熱解毒
蘭草	滋陰清肺，化痰止咳	白木耳	滋陰潤肺，生津開胃，補腦強心，抗癌
白及	補肺止血，消腫生肌	四季豆	清熱利尿，消腫
龍舌箭	理氣行血，消腫止痛	玉米	健脾胃，排內毒，降脂，降壓
石蒜	祛痰，利尿，催吐（有毒）	玉米鬚	利尿消腫，止渴，止咳
玉簪花	清咽利喉，利尿通經	玉米雌花頭	化石通淋，燒灰治濕疹
玉簪根	清熱解暑，消腫止痛	玉米油	降血壓，降血脂
石菖蒲	開竅化痰，益智寬胸，祛濕解毒，理氣止痛	玉米軸	健脾利濕，專治腹瀉

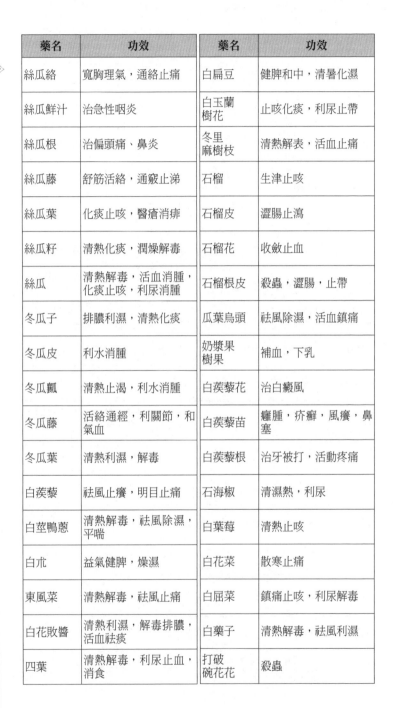

藥名	功效	藥名	功效
絲瓜絡	寬胸理氣，通絡止痛	白扁豆	健脾和中，清暑化濕
絲瓜鮮汁	治急性咽炎	白玉蘭樹花	止咳化痰，利尿止帶
絲瓜根	治偏頭痛、鼻炎	冬里麻樹枝	清熱解表，活血止痛
絲瓜藤	舒筋活絡，通竅止涕	石榴	生津止咳
絲瓜葉	化痰止咳，醫瘡消排	石榴皮	澀腸止瀉
絲瓜籽	清熱化痰，潤燥解毒	石榴花	收斂止血
絲瓜	清熱解毒，活血消腫，化痰止咳，利尿消腫	石榴根皮	殺蟲，澀腸，止帶
冬瓜子	排膿利濕，清熱化痰	瓜葉烏頭	祛風除濕，活血鎮痛
冬瓜皮	利水消腫	奶漿果樹果	補血，下乳
冬瓜瓤	清熱止渴，利水消腫	白蒺藜花	治白癜風
冬瓜藤	活絡通經，利關節，和氣血	白蒺藜苗	癰腫，疥癬，風癢，鼻塞
冬瓜葉	清熱利濕，解毒	白蒺藜根	治牙被打，活動疼痛
白蒺藜	祛風止癢，明目止痛	石海椒	清濕熱，利尿
白莖鴨蔥	清熱解毒，祛風除濕，平喘	白葉莓	清熱止咳
白朮	益氣健脾，燥濕	白花菜	散寒止痛
東風菜	清熱解毒，祛風止痛	白屈菜	鎮痛止咳，利尿解毒
白花敗醬	清熱利濕，解毒排膿，活血祛瘀	白藥子	清熱解毒，祛風利濕
四葉	清熱解毒，利尿止血，消食	打破碗花花	殺蟲

藥名	功效	藥名	功效
白接骨	散瘀止血，解毒接骨，清熱利尿	打破碗花根	利濕，驅蟲
石吊蘭	清熱利濕，祛痰止咳，活血調經	白芍	養血斂陰，柔肝止痛
白英	清熱解毒，散結抗癌，利濕消腫	石竹	清熱利尿
龍葵	清熱解毒，利濕消腫	白活麻	祛風除濕，活血調經
石見穿	活血，止咳，鎮痛，清熱，解毒	四葉細辛	活血散瘀，祛風止痛
白沙蟲藥	理氣利濕，解表	絲穗金粟蘭	散寒祛風，行瘀止痛
白毛夏枯草	止咳化痰，清熱涼血，解毒消腫	石蕨	息風定驚，祛疳消腫
生扯攏	清熱利濕，活血止血，解毒止痛	半邊旗	清熱利濕，止血止痢
打碗花	消腫止痛	節節草	清熱利尿，明目退翳，祛痰止咳
打碗花根	益氣健脾，調經止帶，利尿	石柏	清熱解毒，利尿消腫，止痛
白首烏	瀉下，利尿，消腫，驅蟲	生薑	溫經絡，暖肌肉，散寒滯，去魚腥
白前	止咳化痰，平喘	生瓜	清胃止渴，清暑益氣
龍頭草	解毒消腫，補血	絲瓜蒂	清熱解毒，化痰定驚
白芷	祛風散濕，生肌止痛，排膿	絲瓜皮	清熱解毒，治金瘡
葉上珠	清熱解毒，消腫止痛	絲瓜花	清熱解毒，化痰止咳
四季青	清熱解毒，活血止血	芒芽	活血通經，利尿，止渴，調氣補腎
冬青	補虛，祛風	吊蘭	潤肺止咳，清熱養陰
白背葉	益氣健脾，清熱利濕	燈心草	清心火，利尿

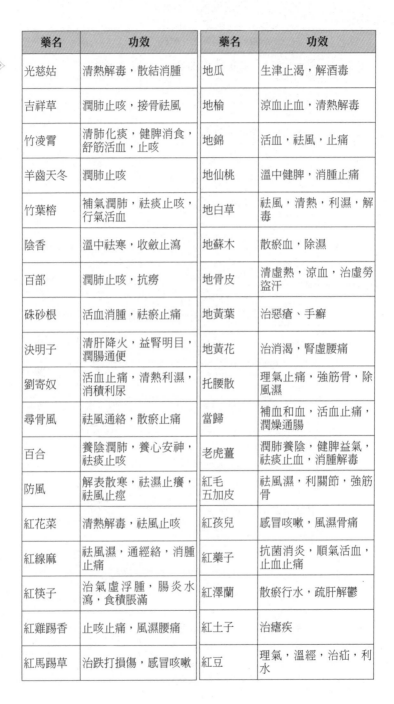

藥名	功效	藥名	功效
光慈姑	清熱解毒，散結消腫	地瓜	生津止渴，解酒毒
吉祥草	潤肺止咳，接骨祛風	地榆	涼血止血，清熱解毒
竹凌霄	清肺化痰，健脾消食，舒筋活血，止咳	地錦	活血，祛風，止痛
羊齒天冬	潤肺止咳	地仙桃	溫中健脾，消腫止痛
竹葉榕	補氣潤肺，祛痰止咳，行氣活血	地白草	祛風，清熱，利濕，解毒
陰香	溫中祛寒，收斂止瀉	地蘇木	散瘀血，除濕
百部	潤肺止咳，抗癆	地骨皮	清虛熱，涼血，治虛勞盜汗
硃砂根	活血消腫，祛瘀止痛	地黃葉	治惡瘡、手癬
決明子	清肝降火，益腎明目，潤腸通便	地黃花	治消渴，腎虛腰痛
劉寄奴	活血止痛，清熱利濕，消積利尿	托腰散	理氣止痛，強筋骨，除風濕
尋骨風	祛風通絡，散瘀止痛	當歸	補血和血，活血止痛，潤燥通腸
百合	養陰潤肺，養心安神，祛痰止咳	老虎薑	潤肺養陰，健脾益氣，祛痰止血，消腫解毒
防風	解表散寒，祛濕止癢，祛風止痙	紅毛五加皮	祛風濕，利關節，強筋骨
紅花菜	清熱解毒，祛風止咳	紅孩兒	感冒咳嗽，風濕骨痛
紅線麻	祛風濕，通經絡，消腫止痛	紅藥子	抗菌消炎，順氣活血，止血止痛
紅筷子	治氣虛浮腫，腸炎水瀉，食積脹滿	紅澤蘭	散瘀行水，疏肝解鬱
紅雞踢香	止咳止痛，風濕腰痛	紅土子	治瘧疾
紅馬踢草	治跌打損傷，感冒咳嗽	紅豆	理氣，溫經，治疝，利水

武當方藥精華

藥名	功效	藥名	功效
紅督改藤	消食化滯，生津止渴，殺菌斂瘡	壯筋草	舒筋活血，除風袪濕
自扣草	治目翳、黃疸	西葫蘆	治腎炎水腫，支氣管炎
吊干森	清熱解毒，消腫殺蟲	問荊	涼血止血
百脈根	補虛生津，清熱下氣	芝麻油	潤膚清熱，潤腸通便，解毒生肌
亞麻根	平肝補虛，活血止痛	百蕊草	清熱解毒，解暑
地丁	清熱止痛，解毒消腫	地膚子	清熱利濕，除風止癢
羊蹄	清熱解毒，止血，通便，殺蟲	陰行草	清熱利濕，活血散瘀
回回蒜	消炎退腫，平喘，截瘧	雞矢藤	袪風利濕，消食化積，止咳止痛
血水草	清熱解毒，散瘀消腫	尖佩蘭	醒脾，化濕，消暑
多花薔薇根	袪風活血，調經固澀	向日葵老盤	補肝養腎，降壓止痛
多花薔薇葉	清熱解毒，消腫止痛	向日葵根	清熱利尿，止咳平喘
多花薔薇果	袪風濕，利關節，通經止痛	向日葵籽	滋陰止痢，透疹
多花薔薇花	清熱解暑，止血生津	向日葵桿心	利尿止帶，治小兒疝氣
農吉利	解毒，抗癌	向日葵嫩花蕾	安眠寧心，調節陰陽
紅直當藥	利濕退黃，解毒清熱	紅花	活血通經，袪瘀止痛
紅牛毛刺根	和氣調血，止血止痢	竹茹	清熱除煩，化痰止嘔
老鶴草	除風袪濕，活血通絡，清熱止血	竹筍	補氣養陰，潤肺止咳，清熱利濕，抗癌
地錦草	解毒消腫，涼血止血，止痢，利濕	竹黃	止咳化痰，活血散瘀

藥名	功效	藥名	功效
地耳草	清熱利濕，解毒消腫	竹菌	清熱解毒
紅旱蓮	涼血止血，清熱解毒	竹節參	補虛強壯，止咳化痰，止血，止痛
竹葉椒	散寒止痛，消腫殺蟲	竹捲心	清心瀉火，除煩，解毒
光葉堇菜	清熱解毒	光頭稗子	利尿，止血
紅蒂蛇	消腫止痛，解毒清熱，除濕	多葉重樓	清熱解毒，鎮痛平喘
過塘蛇	清熱利尿，消腫解毒	華重樓	清熱解毒，消腫鎮痛
華南鶴蝨	活血消腫，收斂殺蟲	多花蘭	滋陰潤肺，化痰止咳
紅柴胡	解表和裏，疏肝解鬱，升陽	西南大戟	祛風除濕，活血散瘀
紅花龍膽	解毒，利濕，清熱	華山松樹子	滋養，強壯身體
過江藤	清熱解毒，散瘀消腫	紅豆杉樹葉	清熱解毒，抗癌
光明子	明目祛翳	紅豆杉樹枝	抗癌止痛
向天盞	活血散瘀，清熱解毒	紅果	活血化瘀，消食健胃
紅果樹葉	降血脂，清暑熱	芋頭花	理氣止痛，散瘀止血
夾竹桃樹葉	強心利心，祛痰殺蟲	芋頭葉	止瀉斂汗，消腫解毒
燈台樹嫩枝	消炎化痰，止咳止痛	竹筍	利九竅，通血脈，化痰涎，消食脹，抗癌，解毒
華山礬葉	清熱利濕，止血生肌，止痢，治燙傷	西瓜	清熱解暑，利尿退熱
百兩金	清熱化痰，利濕止痛	西瓜皮	清熱解暑，補鉀佳品
老鴉糊	祛風除濕，散瘀止痛	西瓜籽仁	清肺化痰，和中潤腸

藥名	功效	藥名	功效
老虎泡	補腎和血,解毒調經	西瓜子殼	治吐血及腸風下血
芒種花	清熱解毒,利尿消腫,散瘀止痛	西瓜根葉	清熱利濕,治水瀉
紅茴香根	散瘀止痛,祛風除濕	西瓜霜	清熱解毒,消腫止痛,治咽喉疼痛
紅茴香果	鎮嘔行氣	靈壽茨	清熱利水,解毒鎮痛
華山吼樹根	解痙退熱,解毒除煩	護心膽	清熱解毒,消腫散瘀,消炎止痛
紅椿樹根皮	清熱瀉火,祛濕止痛	花生衣	止血散瘀,消腫,補充血小板
紅薯	涼血活血,補益脾胃,通暢大便	含羞草	清熱利尿,化痰止咳,安神止痛
紅薯藤	治上吐下瀉的急性胃腸炎	麥穗七	清熱解毒
紅薯葉	治小兒疳積,黃疸,乳腺炎	遠志	益智安神,散瘀化痰
紅薯粉條	健脾消食,寬腸止瀉	扶芳藤	行氣活血,舒筋散瘀,止血
紅茶菌	排毒養顏,益壽延年,健脾養胃	扶桑	解毒,利尿,調經
血木耳	治婦人崩漏下血	芫荽菜	祛風透疹,健胃祛痰
地耳	益氣養陰,滋補肝腎,益壽延年	杜鵑根	除風祛濕,活血祛瘀,止血
羊肚菌	止瀉固腸,解毒消腫	附地來	治遺尿、尿痛,熱腫、手腳麻木
番茄	生津止渴,健胃消食,降壓,降脂	連錢草	清熱解毒,利尿排石,消腫散瘀
老干白蘿蔔	利尿消腫,煤氣中毒	佛耳草	止咳平喘,祛風寒,降血壓
芋頭	散結消腫,抗癌止脫,清熱止癢	軒龍草	清熱解毒
芋頭梗	祛風利濕,解毒化瘀	轤打滾草	止咳化痰,平喘

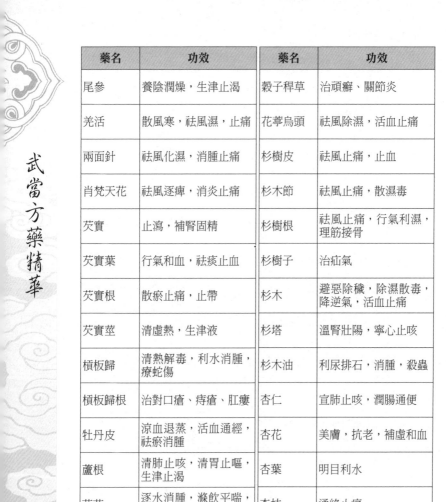

藥名	功效	藥名	功效
尾參	養陰潤燥，生津止渴	榖子稈草	治頑癬、關節炎
羌活	散風寒，祛風濕，止痛	花葶烏頭	祛風除濕，活血止痛
兩面針	祛風化濕，消腫止痛	杉樹皮	祛風止痛，止血
肖梵天花	祛風逐痺，消炎止痛	杉木節	祛風止痛，散濕毒
芡實	止瀉，補腎固精	杉樹根	祛風止痛，行氣利濕，理筋接骨
芡實葉	行氣和血，祛瘀止血	杉樹子	治疝氣
芡實根	散瘀止痛，止帶	杉木	避惡除穢，除濕散毒，降逆氣，活血止痛
芡實莖	清虛熱，生津液	杉塔	溫腎壯陽，寧心止咳
槙板歸	清熱解毒，利水消腫，療蛇傷	杉木油	利尿排石，消腫，殺蟲
槙板歸根	治對口瘡、痔瘡、肛瘻	杏仁	宣肺止咳，潤腸通便
牡丹皮	涼血退蒸，活血通經，祛瘀消腫	杏花	美膚，抗老，補虛和血
蘆根	清肺止咳，清胃止嘔，生津止渴	杏葉	明目利水
芫花	逐水消腫，滌飲平喘，解毒醫瘡	杏枝	通絡止痛
蒼朮	燥濕止痛，健脾止瀉，散寒解表	杏樹皮	解杏仁中毒
蒼耳子莖葉	拔毒醫瘡，消風止癢	李子	生津止渴，清肝祛熱
蒼耳	發汗止痛，宣肺通鼻，消風止癢	李樹根	清熱解毒，止渴止痛
麥冬	清心除煩，潤腸通便，潤肺止咳，生津止渴	李樹膠	明目清熱，消腫退翳
還魂草	清熱利濕，治痢疾、腳腫	李樹根皮	清熱下氣，消渴除煩

藥名	功效	藥名	功效
還亮草	治風濕痛,半身不遂	李核仁	散瘀利水,潤腸止咳
麥麩草	清熱解毒,祛風止癢	花紅	生津止渴,厚腸止瀉
蕪青	開胃下氣,利濕解毒	花紅葉	清暑解渴,降脂活血
牡蒿	解表清熱,殺蟲止癢	辛夷花	祛風,通鼻竅
阿芙蓉	止瀉,止咳,止痛	杜仲葉	降血壓,軟化血管
芭蕉頭	清熱解毒,利尿消腫,涼血止痛	杜仲樹皮	補肝腎,強筋骨,安胎
蘇鐵樹葉	消腫,抗癌	金邊釣蘭	清熱解毒,祛痰止咳,解毒止痛
蘇鐵樹花	理氣活血,消腫止痛,益腎固精	金爪兒	活血消腫,清熱止血,拔毒止痛
蘇鐵樹果	平肝降壓,鎮咳祛痰,收斂固澀	魚腥草	清熱解毒,利尿通淋,消腫止痛
蘇鐵樹根	祛風通絡,活血止血	金櫻子	補腎澀精,固腎止脫,澀腸止瀉
冷飯果	清熱解毒,止咳接骨	金櫻根	固精澀腸
連翹	清熱解毒,散結消腫	金櫻花	止冷熱痢,殺蟲
赤陽子	健脾消積,活血止血	金櫻葉	治癰腫、潰瘍、金瘡
豆腐	止咳,通乳,止血,止瀉,治癬	金銀花藤	通經活絡,祛風除濕
豆腐皮	清肺熱,止咳,祛痰	金銀花	清熱解毒,涼血止痢,炒炭止血
豆漿	補虛潤燥,清熱化痰	金錢草	利尿通淋,利膽化石
赤小豆	和血排膿,利水消腫,治疳腮、痔	虎杖	清熱解毒,舒筋活絡,祛瘀生新,祛痰止咳,消腫止痛,利濕退黃
穀子	解表退熱,安神止癢,利尿	苦參	清熱止痢,殺蟲止癢,抗癌

藥名	功效	藥名	功效
陳倉米	調腸胃，利尿，除煩熱	知母	清熱降火，滋陰退蒸，潤肺止咳，生津止渴
芹菜	清熱除煩，涼血平肝，利水消腫	武當參	消腫，下乳，補氣，健脾，生津
莧菜	清熱解毒，收斂止血，止痢消腫	卷柏	散瘀活血，收斂止血
莧菜籽	清熱解毒，清肝明目，通利二便	佩蘭	解表化濕，健胃消食
莧菜根	利尿止痛，止血止痢	夜交藤	養血安神，通絡止痛
佛甲草	清熱，消腫，解毒	製何首烏	補血安神，益腎固精，烏鬚黑髮
花生米	健脾養胃，潤肺化痰	狗舌草	專治白血病
花生根	祛風濕，治腰腿痛	狗肝菜	清肝熱，涼血，生津，利尿
花生葉	清熱寧神，治腰腿痛	夜香牛	疏風散熱，鎮靜安神
赤脛散	清熱解毒，活血舒筋	金錦香	清熱解毒，行氣止痛
赤車使者	祛風勝濕，活血行瘀	狗脊	補肝腎，強腰膝，除風濕
花臉細辛	散寒祛風，化瘀止痛	金蓮花	消腫止痛，利咽爽口，清熱解毒
夜來香	清熱解毒，消腫止痛	楓柳果	殺蟲止癢
鳶尾	活血祛瘀，祛風利濕，消積	刺槐樹根	涼血止血，舒筋活絡
淺裂南星	祛痰，解痙，消腫毒	刺槐花	涼血止血
金絲草	清熱解暑，利尿	構樹葉	止癢消腫，治風濕性關節炎
茅香	涼血止血，清熱利尿	構樹白皮	利尿排毒，消腎炎水腫
苦竹葉	清熱除煩，解渴利尿	構樹果	補腎強筋骨，利尿明目

藥名	功效	藥名	功效
苦草	治婦人白帶，面黃無力	構樹漿	殺蟲止癢，治頑癬
苦蕒菜	治肺癰，乳癰，跌打損傷	柳樹根	利尿通淋，祛濕止痛
青蒿	清熱解暑	柳白皮	風腫，瘙癢，黃疸，乳癰，牙痛
金盞銀盤	止血止痛，解毒消腫	柳絮	止血，治金瘡、惡瘡、筋骨痛
單藥敗漿	清熱利濕，解毒排膿	柳屑	治筋骨痛、風隱疹、濕氣腿腫
松蒿	清熱利濕	柳樹葉	利濕，退黃，止癢，止痛，消腫
降龍草	解毒消腫	柳樹花	祛風，止血，散瘀
苦蘵	清熱解毒，利尿消腫	柳樹枝	祛風，利尿，止痛，消腫
寶蓋草	活血祛風，清熱利濕，解毒消腫	金桔樹葉	理氣散結
青龍藤	活血舒筋，理氣，除風	金桔樹根	理氣散結
羅布麻	清熱，平肝，息風，降血壓	金桔核	理氣散結
肺形草	清熱解毒，止咳止血	金桔	理氣化痰，醒酒解鬱
茉莉根	解毒鎮痛	蘋果葉	涼血解毒
茉莉花	清熱解表，利濕	蘋果	止渴，除煩，祛瘀，降血壓
金紐扣	散瘀止痛，解毒消腫	蘋果皮	和胃止嘔
爬山虎	祛風通絡，活血解毒	板栗樹根	行氣止痛，活血調經
青風藤	祛風通絡，活血止痛	板栗內薄皮	清熱散結，下氣，養顏
楓柳葉	利尿消腫	板栗毛球（毛栗外青殼）	散結化痰，清熱止血

武當方藥精萃

藥名	功效	藥名	功效
茅栗子	補肝腎，益氣，厚腸胃	虎皮草	清熱解毒，收斂生肌
板栗樹皮	治丹毒，跌打損傷	岩掃把	清熱解毒，祛風利濕
板栗殼	和胃降逆，止血	苦豆子	殺蟲止痛，利濕清熱
武當玉蘭樹花	散風寒，通鼻竅，止頭痛	玫瑰	理氣解鬱，和血散瘀
側柏樹根白皮	利水，涼血，收斂，生肌，生髮	委陵菜	清熱解毒，斂瘡止血
側柏耳	追風散寒，舒筋活絡	金縷梅	補肝益腎，健脾和胃
側柏樹果仁	滋補強壯，養心安神，潤燥通便	岩白菜	止咳平喘，止血調經，解毒
側柏樹葉	清熱消腫，生髮生肌，止血斂瘡	金果欖	清熱解毒，散結消腫，清利咽喉
側柏樹皮	涼血止血，殺蟲止癢，斂瘡生肌	青葙子	清肝火，祛風熱，明目降壓
羅漢松樹皮	活血，祛風，殺蟲	細辛	祛風散寒，溫肺祛痰，止痛
羅漢松果	行氣止痛，益氣養血	金雞腳	利尿，清濕熱，止血
羅漢松葉	止血，抗病毒，清除人體有害物	武當山黃酒	溫中祛寒，通經活絡，美容養顏
松柏	祛風散寒，活血消腫，驅穢除濁	武當山白酒	壯膽通血脈，祛寒療燙傷
刺柏	清熱解毒，燥濕止癢，排瀉內毒	武當山酒大麴	消食除脹，健脾消食
松香	拔毒生肌，殺蟲止癢	武當山甜酒麴	消食祛疳，溫養五臟
松蘿	清肝，化痰，解毒，止血	武當追風草	祛風，止癢，嫩白肌膚
松蕈	治溲濁不禁	苦葫蘆	利水消腫，治黃疸，醫瘡癬
松樹花粉	益志養顏，延年益壽，強身健體	抽葫蘆	治肝化水腫，腎炎水腫

藥名	功效	藥名	功效
松節	祛風燥濕，活血止痛	苦瓜藤	清熱解毒
松樹白皮	排毒，降血糖，祛風除濕	苦瓜	清暑滌熱，明目解毒
松樹果	健五臟，消疲勞，止咳平喘	苦瓜根	清熱解毒
松樹花	祛風益氣，收斂止血	苦瓜葉	清熱解毒，除痱
松脂	鎮咳祛痰，拔毒止痛	苦瓜花	治胃氣痛，止痢
松針	治動脈硬化，降脂降壓	苦瓜子	排膿利濕，清熱化痰
茄子	軟化血管，健脾寧心，降血止血	枇杷果	生津止渴
茄子根	除風祛寒，治凍瘡	枇杷葉	化痰止咳，疏肝理氣
捲心菜	補五臟，壯骨髓，清熱止咳，止痛	苦楝樹花	潤燥止癢，治手足癬
青頭蘿蔔	止血止癢，殺蟲祛濕	苦楝樹根皮	清熱，燥濕，殺蟲
油菜子	避孕	苦楝果	殺蟲，止癢，止痛
油菜花	通便潤膚，止癢療瘡	單質千金藤	清熱解毒，散瘀消腫
油菜	活血化瘀，解毒消腫，通便補鈣	單葉細辛	祛風解毒，活血止痛
武當肺筋草	行氣平喘，利尿殺蟲	板藍根	清熱解毒，涼血，止血，治流感
油桐樹	解毒，殺蟲，外用瘡瘍癬疥	青木香	行氣，解毒，消腫
油桐樹根	清熱驅蟲，祛風利濕	青槓碗	健胃，收斂，止血痢
油桐樹花	清熱解毒，生肌，治燙傷	青酒缸	清熱，利濕，消積，散瘀
泡桐樹皮	除風祛濕，解毒消腫	青酒缸根	祛風除濕，活血解毒

藥名	功效	藥名	功效
泡桐樹根	祛風止痛，活血解毒	青麩楊根	祛風解毒，止癢
泡桐樹果	化痰，止咳，平喘	青蒿蟲蟲	治急慢驚風
泡桐樹花	清肺利咽，解毒消腫	楓香寄生	祛風，活血，除濕，止咳，治腰痛
泡桐樹葉	清熱解毒，消腫止痛	刺梨	健胃消食積脹滿
狗椿樹皮	補肝腎，強腰膝	刺石榴	止血止痢，治崩漏白帶
狗椿樹果核	治腸風下血	刺黃連	清熱消炎，消腫止痛，治肝炎、燙傷
狗椿樹刺	治牙痛	刺梨根	健胃消食，止瀉澀精
狗椿樹葉	行氣止痛，清熱涼血	刺蒺藜	散風明目，下氣行血
枇杷樹根	止咳鎮痛	苦丁	清熱解毒，治疥癬、疔瘡、癰腫
枇杷核	化痰止咳，疏肝理氣	苦菜	清熱涼血，解毒止痢
枇杷芋	溫腎，消脹，止痛	鬱李仁	潤燥滑腸，下氣利水
枇杷花	祛風解表	鬱李根	治齲齒痛，氣滯積聚
敗醬	清熱解毒，排膿破瘀	復羽葉欒樹	疏風清熱，止咳，殺蟲
岩松	清熱消炎，治肝炎、中耳炎等	香附子	理氣解鬱，調經止痛
釣竿柴	利水除濕，清熱止血	香檞	止咳化痰，治風火牙痛
金不換	清熱解毒，健胃止痛，散瘀消腫	香槐	治關節疼痛
金剛刺	除風濕，活血，解毒，息風，抗癌	香蒲	治小便不利，乳癰
金金棒	生津止渴，補陰，除虛熱	香薷	發汗解暑，行水散濕，溫胃調中

藥名	功效	藥名	功效
金雀花	滋陰，和血，健脾	香葉子	溫經通脈，行氣散結
金雀根	清肺益脾，活血通淋	禹白附	祛風痰，定驚，止痛
金剛藤頭	清熱，除風毒，治崩帶，血淋	鬼針草	清熱，解毒，散瘀，消腫
魚膽草	治肺熱，殺蟲，敷瘡	盾葉莓	治腰脊及四肢痠痛
夜交藤	養心，安神，通絡，祛風	盾葉薯蕷	治癰癤早期未破潰、闌尾炎
夜關門	補肝腎，益肺陰，散瘀消腫	狹葉敗醬	散寒，燥濕
澤漆	行水，消痰，殺蟲，解毒	草珊瑚	解毒，止痛
空心莧	清熱涼血，利尿解毒	獨角蓮	治毒蛇咬傷，跌打損傷
柳葉菜	理氣活血，止血	洋蔥	治婦人陰道滴蟲陰道炎，降血脂
美人蕉根	退虛熱，補腎虛	洋金花	定喘，祛風，麻醉止痛
絨毛楨楠	消炎解毒	穿山龍	活血舒筋，消食利水，祛痰截瘧
荊芥根	治吐血、牙痛、瘰癧	穿魚藤	散瘀止痛，止血接骨
茵陳蒿	清熱利濕，退黃疸	薑皮	行水，消腫
茴香根	溫腎和中，行氣止痛	薑葉	散水結，殺魚膽生冷諸積
茖蔥	除瘴氣惡毒	薑黃	破血，行氣，通經，止痛
蔭風輪	治各種出血，白喉，感冒，腹痛，無名腫毒，理氣消腫	娃兒藤	祛風化痰，解毒散瘀
鉤藤	清熱平肝，息風定驚	娃娃拳	治脾虛食少、胸痞腹脹
鉤藤根	舒筋活絡，清熱消腫	柔毛水楊梅	補脾腎，消癰腫，祛風濕

藥名	功效	藥名	功效
結根草莓	止血排膿	柿蒂	降逆氣，治呃逆，嘔噦
絳梨木子	消食，通便，行水	柿漆 （加工品）	治高血壓
絳梨木葉	治食積飽脹	柿霜	清熱潤燥，化痰
絳梨木根	消食，行水，去瘀	柿樹皮	治便帶鮮血、水火燙傷
絡石藤	祛風，通絡，止血，消瘀	柿餅	化痰止咳，止血平喘
獨行菜	利尿，止咳，化痰	柿寄生	祛風濕，強筋骨，止血
穿腸瓜	治痔瘡、肛瘻神效	枳棋子 （拐棗）	解酒毒，消煩渴，通二便
絞股藍	清熱解毒，止咳祛痰，抗癌	枳棋葉	治死胎不出，消癰疽、腫毒
骨碎補	補腎固齒，接骨療傷，止痛	枳棋根	治風濕筋骨痛、勞傷咳嗽、吐血不止
香菊	治風寒感冒，疝氣	枳棋木汁	治腋下狐氣
標竿花	解毒散結，消腫止痛	珍珠菜	活血調經，利水消腫
劍葉蝦脊蘭	清熱解毒，活血止痛	珍珠風	活血通經，除風祛濕
狹葉重樓	清熱解毒，消腫止痛	梔子	瀉火除煩，涼血解毒，外敷損傷
草質千金藤	清熱解毒，散瘀消腫	梔子樹枝	清肺止血
柏脂	清熱除濕，解毒殺蟲	梔子樹根	清熱，涼血解毒
柏枝	祛風除濕，解毒療瘡	梔子樹葉	消腫止痛
柏樹果	祛風和中，安神止血	柘木	治月經過多、婦人崩中血結
柏樹根白皮	涼血解毒，斂瘡生髮	柘耳	肺癰咳嗽，膿血腥臭

藥名	功效	藥名	功效
柏樹油	祛風除濕，解毒生肌	柘樹白皮	補腎固精，涼血，舒筋
柿子	清熱，潤肺，止咳，止血	柘樹莖葉	祛風活血，消炎止痛
柿葉	降脂，降壓，治咳喘，各種出血	柘樹果實	清熱涼血，舒筋活絡
柿皮	貼疔瘡	柑	生津止渴，醒酒利尿
柿花	治痘瘡破爛	柑葉	行氣降逆，消腫散瘀，解毒止痛
柿根	涼血止血，治崩漏	柑核	腎虛腰痛，小腸疝
柑皮	下氣，調中，化痰，解酒	南燭葉	益精氣，強筋骨，明目止瀉
香五加皮根	祛風濕，壯筋骨，強心	南燭根	散瘀，消腫，止痛
香葉樹	祛風，散熱，殺蟲，治傷	南蛇藤	祛風濕，活血脈
鬼燈籠	清熱解毒，除骨熱，止咳鎮驚，外敷治跌打損傷	南天竹子	斂肺止咳，清肝明目
蕎麥	開胃開腸，下氣消積，降脂，降壓，降血糖	南天竹葉	治感冒、百日咳、目赤腫痛
蕎麥殼	配菊花、決明子作枕頭，治失眠，並可降血壓	南天竹根	祛風清熱，除濕化痰
蕎麥花	治乳汁少、乳汁不通	南蛇藤葉	治毒蛇咬傷
香菇	化痰理氣，益胃和中，托疹解毒	南蛇藤根	祛風除濕，行氣散血，消腫解毒
香菇蒂	理氣和胃，益氣健脾，補虛強身	茜草莖	止血行瘀，治跌打損傷
樹菇	開胃健脾，通便排毒	茜草根	行血止血，通經活絡，止咳祛痰
香鮑菇	開胃消食，益壽養顏	柱果鐵線連	祛風除濕，舒筋活血，鎮痛
鬼筆（狗尿台）	治惡瘡、蟻瘻	草芍藥	涼血止血，止瀉止痛

藥名	功效	藥名	功效
胡蘿蔔子	治痢疾、喘咳	草莓	清涼止咳，美容生津
胡蘿蔔	通便止咳，降脂舒心	春不見	清熱解毒，祛風定驚
南瓜蒂	舒肝氣，養肝血，保胎	莖皮	活血祛瘀，收斂，生肌
南瓜子	驅蛔蟲及多種寄生蟲	鉤葉委陵菜	清熱解毒，止血止痢
南瓜藤	拔毒腫，治骨髓炎	歪頭菜	補虛調肝，利尿解毒
南瓜瓢	解毒斂瘡，拔槍彈入肉	響鈴草	養肝腎，止咳喘，利濕
南瓜鬚	治婦人乳內縮疼痛	胡麻仁	清熱消積，通便，養血，祛風
南瓜花	清濕熱，消腫痛，止咳	珍珠透骨草	散風除濕，解毒止痛
南瓜葉	清熱解暑，止血解毒	鬼羽箭	清熱，涼血，止血
南瓜	補中益氣，消炎止痛，解毒殺蟲	鬼箭羽	破血，通經，殺蟲
南沙參	養陰清肺，祛痰止咳	茼麻子	清熱利濕，退翳
南燭子	益腎固精，強筋明目	結香花	舒筋活絡，祛風明目
胡頹子葉	止咳平喘	香椿樹皮	止血，止痛
胡頹子根	祛風利濕	香椿樹根	舒筋止痛
胡頹子果	消食止痢	桂花	養膚養顏，化痰，散風，除口臭
前胡	散風清熱，降氣化痰，止咳平喘	桂花樹根	治胃，牙痛，風濕痛
星宿菜	活血散瘀，利水化濕	茶葉	清頭目，除煩渴，化痰，消食，利尿，解毒
珍珠菜	活血調經，解毒消腫	茶油	清熱化濕，殺蟲解毒

藥名	功效	藥名	功效
牽牛子	瀉下，利尿，消腫，驅蟲	茶籽油餅	烏鬚黑髮，潤膚止癢
鬼點燈	止咳，止吐	茶樹籽	潤髮黑髮，消痔，氣滯腹痛，燙傷
掛金燈	清熱化痰，利尿	茶樹根	治口瘡久不癒合，心臟病
獨葉一枝槍	解毒消腫，止血	茶樹花	治鼻疳，高血壓
蝦鉗菜	清熱解毒，拔毒，止癢	香果樹根皮	和胃止嘔
韭菜	溫中，行氣，散血，解毒	薺菜	和脾，利水，止血，明目
韭菜根	溫中，行氣，散瘀	薺菜花	治痢疾、崩漏
韭菜子	補肝腎，暖腰膝，壯陽固精	薺菜子	祛風，明目，治眼痛
荔枝草	治喉科十八症、梅毒、痔瘡	茭白	解熱毒，除煩熱，利二便
獨活	散風寒，治腿痛	茺蔚子	活血調經，疏風清熱，治目赤腫痛
厚朴木香	理氣健胃	蠶草	止咳，定喘，殺蟲
急性子	通經催生，利尿通淋，治骨梗咽喉	面根藤	治淋病，白帶
威靈仙	祛風利濕，通經活絡，化骨軟堅，止痛	順江木	舒筋活血，散寒止痛
活血蓮	破瘀消腫，清熱解毒	扁豆葉	健脾，清熱，解毒，接骨續筋
鬼臼	祛痰散結，解毒祛瘀	扁豆衣	健脾化濕，厚腸止痢
鬼臼葉	治哮喘、背癰、惡瘡	扁豆花	健脾胃，清暑化濕
鬼臼根	治惡瘡、蟻瘻	扁豆根	止血通淋
香椿嫩葉	解表透疹，利濕開胃	扁豆	健脾和中，消暑化溫

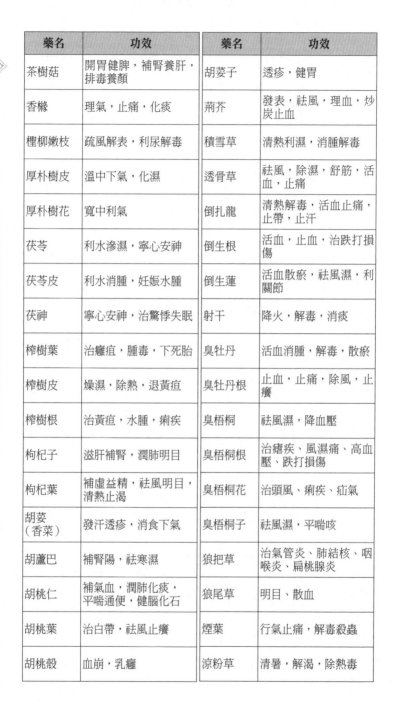

藥名	功效	藥名	功效
茶樹菇	開胃健脾,補腎養肝,排毒養顏	胡荽子	透疹,健胃
香櫞	理氣,止痛,化痰	荊芥	發表,祛風,理血,炒炭止血
檉柳嫩枝	疏風解表,利尿解毒	積雪草	清熱利濕,消腫解毒
厚朴樹皮	溫中下氣,化濕	透骨草	祛風,除濕,舒筋,活血,止痛
厚朴樹花	寬中利氣	倒扎龍	清熱解毒,活血止痛,止帶,止汗
茯苓	利水滲濕,寧心安神	倒生根	活血,止血,治跌打損傷
茯苓皮	利水消腫,妊娠水腫	倒生蓮	活血散瘀,祛風濕,利關節
茯神	寧心安神,治驚悸失眠	射干	降火,解毒,消痰
榨樹葉	治癧疽,腫毒,下死胎	臭牡丹	活血消腫,解毒,散瘀
榨樹皮	燥濕,除熱,退黃疸	臭牡丹根	止血,止痛,除風,止癢
榨樹根	治黃疸,水腫,痢疾	臭梧桐	祛風濕,降血壓
枸杞子	滋肝補腎,潤肺明目	臭梧桐根	治瘧疾、風濕痛、高血壓、跌打損傷
枸杞葉	補虛益精,祛風明目,清熱止渴	臭梧桐花	治頭風、痢疾、疝氣
胡荽(香菜)	發汗透疹,消食下氣	臭梧桐子	祛風濕,平喘咳
胡蘆巴	補腎陽,祛寒濕	狼把草	治氣管炎、肺結核、咽喉炎、扁桃腺炎
胡桃仁	補氣血,潤肺化痰,平喘通便,健腦化石	狼尾草	明目、散血
胡桃葉	治白帶,祛風止癢	煙葉	行氣止痛,解毒殺蟲
胡桃殼	血崩,乳癰	涼粉草	清暑,解渴,除熱毒

武當方藥精華

藥名	功效	藥名	功效
胡桃花	泡酒外塗治疣瘊	海金砂根	清熱解毒，利濕消腫
胡桃枝	治瘰癧，疥瘡，抗癌	浮萍	發汗，祛風，行水，清熱，解毒，止癢
胡桃根	殺蟲，攻毒，補氣，止痛，烏髮	浮小麥	益氣除熱，止自汗盜汗
胡桃油	治絛蟲，疥癬，凍瘡，聹耳	瓶爾小草	清熱，涼血，鎮痛，解毒
胡桃內隔	避孕	益母草	活血調經，祛瘀利水，降血壓
胡桃青外皮	治牛皮癬，禿瘡，魚鱗病	調經草	活血調經，化瘀止痛
扇子七	祛風解毒，理氣止痛	桑枝	祛風除濕，治手臂痛
桑寄生	補肝腎，強筋骨，除風濕，通經絡，降壓	桑葉	疏風散熱，明目安神
通草	瀉肺，利尿，下乳汁	桑葚子	補肝益腎，烏鬚黑髮，明目安神
鐵角厥	清熱解毒，調經止血	桂皮	祛內寒，回陽氣，濕補內臟，通血脈
高烏頭	祛風除濕，活血止痛	高粱	暖胃祛寒，止咳，止血，止瀉
桃仁	活血止痛，潤腸通便	高粱黴疱	止痢，止痛，止血
桃花	利水消腫，通便，美容，治狂神效	高粱根	止血，用於鼻血、便血、婦科出血
桃樹葉	殺蟲止癢，治陰癢	高粱根部鬚根	治營養不良性水腫
桃樹木	活血止痛，避邪鎮驚	蠶豆	健脾化濕，補中益氣
桃樹枝	活血止痛，消腫散結	蠶豆葉	止血解酒
桃樹根	活血通絡，除濕止痛，治腰痛	蠶豆皮	利尿滲濕，治黃水瘡
桃樹膠	活血止痛，降糖，清熱通淋	蠶豆莢殼	消炎止血，治燙傷

藥名	功效	藥名	功效
桃樹蟲糞	消腫止痛	蠶豆莖	止血，止瀉，用於各種出血
桃樹皮	祛風化痰，鎮靜醒腦	蓮藕	清熱生津，散瘀消腫，潤肺止血
桃	生津，潤腸，活血，消積，美容	蓮藕節	清熱止血
桑皮汁	清熱解毒，止血斂瘡	蓮子	補虛安神
桑葉露	祛風清熱，治眼睛紅腫	蓮蓬殼	消瘀化痔，祛濕消腫
桑霜	散結消腫，治噎食腫塊	蓮子心	清心除煩，利尿
桑癭	祛風痹，清濕熱	蓮子鬚	補腎澀精
桑黃	活血止血，化飲止瀉	荷葉	清暑，化濕，和胃止瀉，止血
桑瀝	祛風止痙，清熱解毒	荷花	清暑開胃，潤膚養顏
桑樹木耳	涼血止血，活血散瘀	荸薺	清熱止渴，止咳化痰
桑樹根	降血壓，止痛	萵筍	瀉心火，利小便，通乳汁，鮮火毒
桑白皮	瀉肺熱，治咳嗽	萵筍子	治乳腺不通，乳汁少，利尿
鐵扇子	清熱利濕，調經止血	萊菔葉	消食，理氣，補虛強身
鐵莧菜	清熱利水，殺蟲止血	萊菔鮮汁	理氣，寬胸，快膈
趕山鞭	止血，鎮痛，通乳	荷葉蒂	清暑祛濕，和血安胎
鐵線草	清熱利尿，散瘀止血，舒筋活絡	鹽麩子	生津潤肺，降火化痰，斂汗，止痢
鐵冬青	清熱利濕，消炎止痛	鹽麩子葉	止咳化痰，收斂，解毒
海蚌含珠	清熱解毒，祛濕止痢	鹽麩子根	祛風，化濕，消腫，軟堅

藥名	功效	藥名	功效
徐長卿	祛風除濕，散瘀止痛	鹽麩子花	治鼻疳，癰疽潰爛
柴胡	和解退熱，疏肝解鬱，升陽舉陷	鹽麩根白皮	祛風濕，散淤血，清熱解毒
海金砂	利尿通淋，解毒醫瘡	趲風柴	止血，消炎，祛瘀，止痛
海金砂秧	外洗蕁麻疹，治燙傷	夏枯草	清肝熱，散瘀結，降血壓
秦皮	清熱燥濕，平喘，止咳，止痢	鴨跖草	行水，清熱，涼血，解毒
桔梗	開宣肺氣，祛痰排膿，善治咽炎	鑽石風	止咳祛痰，祛風活血
栝樓（瓜蔞）	潤肺，化痰，散結，滑腸	鑽山風	治風濕腳氣、四肢關節痠痛
栝樓子	潤肺化痰，潤腸通便	鐵馬鞭	治體虛久熱不退、痧症腹痛
栝樓殼	潤肺化痰，利氣寬胸	鐵掃竹	治創傷、腫毒、口瘡、臁瘡
栝樓莖葉	療中熱傷暑	鐵線蓮	消除血尿酸，治風痛
豇豆	健脾補腎	鐵樹葉	清熱，止血，散瘀，抗癌
豇豆葉	治淋症	鐵樹花	治痰火，止血
豇豆殼	鎮痛，消腫	鐵樹果	鎮咳祛痰，助消化，通經脈
豇豆根	健脾益氣，消食	鈴蘭	溫陽利水，活血祛風
壺盧	利水，通淋，消腫	黃瓜藤	消炎祛痰，解痙，去黃疸
壺盧子	治齒齦或腫或露、齒疼	黃瓜汁	嫩膚祛斑，美白皮膚，治燙傷
萊菔	消積滯，化痰熱，下氣，寬中，解毒	黃瓜籽	接骨續筋，祛風消痰
萊菔子	下氣定喘，消食化痰	黃瓜皮	清熱利尿，治熱結膀胱

藥名	功效	藥名	功效
黃瓜根	清熱毒,利濕熱,解毒瘡	梅樹葉	止痢止血
黃開口	降血壓,解蛇毒	梧桐樹葉	外敷結核性瘡瘍
黃豆	健脾寬中,潤燥消腫	梧桐樹籽	消腫止痛
黃豆皮	潤腸通便	梧桐樹花	治水腫、禿瘡、燙傷
黃豆根	消腫止痛,治足跟痛、腳氣	梧桐樹根	祛風濕,和氣血,通經絡
黃豆芽	治瘊子、腳雞眼,利尿解毒	梧桐樹白皮	祛風除濕,活血止痛
黃精	補中益氣,潤心肺,強筋骨	梧桐樹子油	拔毒消腫,醫瘡止痛
黃柏	清熱解毒,瀉火燥濕	黃練芽	清熱解毒,止渴
黃連	瀉火燥濕,解毒,殺蟲,明目,止痛	野櫻桃根	調氣血,通血脈
黃芩	瀉火,除濕熱,止血,安胎,止咳	野葡萄藤	止血,祛風,通絡,止痛
菠菜	養血,止血,斂陰,潤燥	野葡萄根	行血,活血,消積,抗癌
菠菜子	利水除熱,活血解毒	野鴉椿花	鎮痛,治頭痛眩暈
菊葉三七	破血散瘀,止血消腫	野鴉椿子	溫中理氣,消腫止痛
菊花	疏風,清熱,明目,解毒,降血壓	野鴉椿根	除風祛濕,健脾養胃
菊花葉	治療瘡、癰疽、頭風,目眩	野西瓜苗	治風熱咳嗽、燙傷
菊花苗	清肝,明目,治頭暈	野櫻桃果	益腎清熱,治咽喉腫痛
菟絲子	補肝腎,益精髓,明目,通便	野黃瓜	健脾益胃,清熱明目
菝葜	祛風濕,利小便,解腫毒	野菊花	疏風清熱,消腫解毒

武當方藥精華

藥名	功效	藥名	功效
櫹樹根	清熱止瀉，活血止血	野茶子	止渴，醒腦，利尿
櫹樹花	清熱解毒，涼血止血，止咳	野花椒	溫中散寒，燥濕殺蟲，止癢消腫
櫹樹葉	清熱解毒，散結醫瘡，涼血止血	野莧菜	清熱解毒，治痢疾
梅核仁	清暑，明目，除煩	野芝麻	治肺熱咳嗽、血淋、白帶
梅樹根	風痺，膽囊炎，休息痢	蛇附子	清熱解毒，活血祛風
梅子果	收斂，生津，安蚵，驅蟲	蛇床子	溫腎壯陽，祛風燥濕，殺蟲止癢
蛇莓	清熱涼血，解毒消腫，鎮驚止咳	黃楊木根	治筋骨痛，目赤腫痛，吐血
蛇含	清熱解毒，止咳止痛，止癢	黃楊木子	善暑期伏熱，面生癤腫
常山	除痰截瘧，治瘰癧	黃楊木	祛風濕，理氣，止痛
接骨丹	活血，止痛，接骨，除風濕	黃瓜	清熱解暑，利尿
排香草	治感冒、咳嗽，風濕痛	黃瓜葉	治腹瀉、痢疾，去痱毒
瓠子籽	清熱消炎，治胃腸炎	萵蟠	清熱解毒，消腫止痛
瓠子	利水清熱，止渴，除煩	綠豆	清熱解毒，清暑利水
黃蜀葵花	通淋，消腫，解毒	綠豆葉	解熱毒，退目翳
黃蜀葵葉	托瘡解毒，排膿生肌	綠豆芽	解酒毒、熱毒，利三焦
黃蜀葵子	利水，消腫，通乳	綠豆花	解酒毒
黃蜀葵莖	和血，除煩熱	綠豆粉	清熱解毒，治癰疽瘡腫、燙傷
黃蜀葵根	利水，散瘀，消腫，解毒	續斷	補肝腎，續筋骨，調血脈

藥名	功效	藥名	功效
黃花遠志	祛風除濕，補虛消腫	婆婆納	治疝氣、腰痛、白帶
黃花地丁	清熱解毒，利尿消腫	密蒙花	祛風，涼血，潤肝，明目
黃楊木葉	治婦人難產，外敷暑癤	淡竹葉	清心火，利尿，除煩止渴
黃鱔藤	清熱解毒，利尿解毒	淡竹根	除煩熱
黃藥子	涼血，降火，消癭，解毒，抗癌	淡竹筍	消痰，除狂熱，治壯熱頭痛
黃荊子	祛風，除痰，行氣，止痛	淫羊藿	補腎壯陽，祛風除濕
黃荊葉	解表清熱，利濕解毒	淫羊藿根	治虛淋、白帶、白濁、月經不調
黃荊枝	祛風解表，消腫解毒	商陸	通二便，瀉火，散結
黃荊根	解表，祛風濕，理氣止痛	商陸花	治善忘喜誤
黃刺皮	清熱燥濕，瀉火解毒	鹿銜草	補肝腎，除風濕，活血調經
黃花菜	養血平肝，利尿消腫	麻布七	祛風除濕，理氣止痛，活血散瘀
黃花蒿	清熱解瘧，祛風止癢，抗瘧	旋覆花	消痰，下氣，軟堅，行水
旋覆花根	治風濕麻木	甜瓜根	煎水洗疥癬
鵝掌金星草	退熱，利尿，開胃	甜瓜藤	能去鼻中息肉
鵝腳板	散寒，化積，祛瘀，消腫	甜杏仁	潤肺，平喘
鵝腳板根	散瘀，消腫，解毒，止瀉	甜石榴	生津止渴，殺蟲
鵝腸草	清熱解毒，活血消腫，止遺，去瘀，下乳，外洗手足癬	銅錘玉帶草	祛風利濕，活血解毒
鵝不食草	祛風，散寒，勝濕，通鼻竅	崖棕草	治婦人血氣痛，五勞七傷

藥名	功效	藥名	功效
象皮木	清熱解毒，止血消腫	野漆樹葉	驅蛔蟲，止血，通經
貓眼草	祛痰，鎮咳，平喘，拔毒止癢	野漆樹根	治氣鬱胸悶、胸肺受傷
豬蓼子草	治瘡腫，解熱毒	粟奴	利小腸，除煩滿
豬鬃草	清熱，祛風，利尿，消腫	粟芽	健脾，消食
豬毛草	清熱，解毒	粟米泔水	治霍亂卒熱、心煩熱
豬牙皂	通竅，滌痰，祛風，殺蟲	越瓜	利小便，解毒熱
盤龍參	益陰清熱，潤肺止咳	雁來紅	治痢疾、吐血、崩漏、目翳
梨頭草	清熱解毒，治癰疽、疔瘡	搜山虎	發表散寒，舒經活絡，止痛
梨	生津止渴，潤燥，清熱，化痰	搜山黃	清熱解毒，散瘀消腫
梨樹葉	治食菌中毒，小兒疝氣	紫草	涼血、活血、清熱、解毒
梨樹皮	清心降火，滋腎益陰，生津止渴	紫珠	活血，止血，除熱，解毒
梨樹枝	治霍亂吐痢	紫菀	溫肺，下氣，消痰，止咳
梨樹根	止咳嗽，治疝氣	紫堇	治肺結核咳血、遺精、頑癬、瘡瘍
甜瓜	清暑熱，解煩渴，利尿	紫蘇葉	發表散寒，理氣和營
甜瓜子	散結，消瘀，清肺，潤腸	紫蘇子	下氣，消痰，潤肺，寬腸
甜瓜葉	祛瘀血，治小兒疳積	紫蘇梗	理氣解鬱，止痛安胎
甜瓜皮	清熱，除煩渴	紫金牛	鎮咳，祛痰，活血，利尿，解毒
甜瓜花	主心痛咳逆	紫金砂	散寒理氣，止痛

藥名	功效	藥名	功效
紫荊皮	活血通經，消腫止痛	番茄	生津止渴，健胃消食，降壓
紫荊花	通小腸，治風濕骨痛	寒莓葉	補陰益精
紫荊果	治咳嗽，治孕婦心痛	寒莓根	清熱解毒，活血止痛
紫茉莉子	祛面部斑痣，治黃水瘡	窩兒七	祛風濕，清熱涼血
紫茉莉葉	治癰疽、疥癬	斑茅	通竅利水，破血通血
紫茉莉根	利尿，瀉熱，活血散瘀	斑葉蘭	清熱解毒，活血止痛，軟堅散結
紫鴨跖草	活血，利水，散瘀，解毒	斑葉蘭根	補虛，治腎虛頭暈、四肢乏力
棠梨	斂肺，澀腸，治久咳，瀉痢	斑鳩占葉	清濕熱，治水腫，解毒醫瘡
棠梨枝葉	治霍亂吐瀉不止，小腿抽筋	斑鳩占根	調經壯陽，治風濕、陽痿
掌葉半夏	治癰毒、蛇傷	斑竹根	祛風濕，去肺寒，治喘咳
喉嚨草	祛風，清熱，消腫，解毒	斑竹花	治猩紅熱
帽蘭	舒筋活血，治跌打損傷	博落回	消腫，解毒，殺蟲，止癢，治腳癬
景天	清熱，解毒，止血，治小腿丹毒	楮葉	消腫，止癢，治風濕關節炎
景天三七	止血，活血，化瘀，止痛	楮實	補腎強筋骨，利尿明目
景天三七根	止血，消腫，定痛	楮樹白皮	利尿排毒，消腎炎水腫
黑大豆	活血，利水，祛風，解毒，烏髮	楮樹漿	殺蟲止癢，治頑癬
黑芝麻	補肝腎，潤五臟	楮樹根	清熱涼血，利濕祛瘀
黑大豆葉	治血淋、蛇傷	楮頭紅	清肺熱，去肝火，治風濕痹痛

藥名	功效	藥名	功效
黑大豆皮	養血疏風，除煩，止汗	棉花	止血，治吐血、下血、金創出血
黑大豆花	治目盲翳膜	棉子	溫腎，補虛，止血
黑野葡萄汁	消食，清熱，解毒，涼血	棉子殼	治膈食、膈氣
鵝不食草	祛風，散寒，勝濕，通鼻竅	棉花根	補虛，平喘咳，調月經
筋骨草	清熱涼血，退熱消腫	棉子油	治惡瘡、疥癬
舒筋草	舒筋活血，止痛	棕樹心	為強壯藥，治心悸頭昏
棕樹根	止血，祛濕，消腫，解毒	萹蓄	利尿，清熱，殺蟲
棕櫚子	澀腸止痢，崩中帶下，養血	喜樹	治種癌症、白血病
棕櫚葉	治吐血、勞傷、虛弱	喜樹皮	治牛皮癬
棕櫚皮	收澀，止血，止血痢	粟米（小米）	和中，益腎，除熱，解毒，安神
棕櫚花	治瀉痢、腸風、血崩、帶下	隔山消	養陰補虛，健胃消食
棣棠花	治久咳、消化不良、水腫、風濕痛	棺菌	補虛，活血，抗癆
酢漿草	清熱利濕，涼血散瘀，解毒消腫	猴頭菇	補脾胃，助消化，益肝腎
散血草	止血，散血，消腫	黑殼楠	祛風除濕，溫中行氣
散血蓮	祛風清熱，活血消腫	黑大米	生津養胃，安神定志，健脾生血
款冬花	潤肺下氣，化痰止咳	紫靈芝	補氣益陰，養心安神，固本強身，抗癌
韓信草	祛風、活血、解毒、止痛、治蛇傷	紫藤	止痛，殺蟲
葛根	昇陽解肌，透疹止瀉，除煩止渴	黑葉接骨草	接骨續筋，止痛

藥名	功效	藥名	功效
葛花	解酒醒脾，保肝	紫萬年青	清熱潤肺，止咳
葛葉	主金創出血	紫玉	散瘀止痛，解毒
葛粉	生津止渴，清熱除煩	湖北老鸛草	祛風除濕，活血散瘀
葛蔓	治癰疽、喉痹	瑞香花	治咽喉腫痛、齒痛、風濕痛
葛蕈	清熱，解毒，醒酒，保肝	瑞香葉	治瘡瘍、痛風
葎草	清熱利尿，消瘀解毒	瑞香根	治急驚風、胃脘痛
蔥葉	祛風發汗，解毒消腫	椿樹葉	消炎，解毒，殺蟲
蔥白	解表發汗，通陽，解毒	椿白皮	除熱，燥濕，澀腸，殺蟲，止血，止痢
蔥汁	散瘀，解毒，殺蟲	楠木	治霍亂轉筋、水腫
蔥子	溫腎，明目，壯陽	楠木皮	小兒吐乳，霍亂吐瀉
蔥鬚	治風寒頭痛、喉瘡、凍瘡	楝樹葉	止痛，殺蟲
萱草根	利水，涼血	楄梓（木梨）	下氣，消食
楄梓皮	治黃水瘡	蓬萊草	祛風清熱，消腫解毒
楸樹葉	消腫拔毒，排膿生肌，祛風止癢	蓑草根	行氣破血
楸樹皮	癰腫瘡瘍，痔瘻，吐逆，咳嗽	蒲黃	涼血止血，活血祛瘀，止痛
槐葉	治驚癇、壯熱、腸風、痔瘡	蒲公英	清熱解毒，利尿散結
槐花	清熱涼血，止血降壓	碎米柴	清熱利濕，解毒
槐枝	治心痛、帶下，外洗風濕、瘡瘍	碎骨子	清熱，利尿，滑胎

武當方藥精萃

藥名	功效	藥名	功效
槐角	清熱，潤肝，止血，涼血，降壓	雷丸	消積，殺蟲
槐白皮	祛風除濕，消腫止痛	零陵香	祛風濕，避穢濁
槐耳	治痔瘡便血、脫肛、崩漏	蜈蚣草	治疥瘡
槐膠	治一切風症，化痰涎	蜈蚣萍	治勞熱、浮腫、疔瘡、濕疹、燙傷
榆葉	利小便，主石淋	蜂斗菜	解毒祛瘀，治扁桃腺炎
榆花	主小兒驚癇、傷熱，小便不利	蜀葵花	和血潤燥，通利二便
榆莢仁	清濕熱，殺蟲，止帶	蜀葵子	利水通淋，滑腸通便
榆白皮	利水，通淋，消腫	蜀葵苗	治熱毒下痢、淋病、金瘡
榆蘑菇	滋補強壯，治虛弱萎症	蜀葵根	清熱涼血，利尿排膿
楤樹葉	利水消腫	照山白	治支氣管炎、痢疾、產後身痛
楤樹花	止血，消腫，止痛	矮腳楓葉	搗爛外敷一切毒瘡
楤樹白皮	利尿消腫，祛風止痛	矮莖硃砂根	祛風清熱，散瘀消腫
楤樹枝	祛風除濕，活血散瘀	鼠曲草	化痰，止咳，祛風寒
墓頭回	婦女崩中，赤白帶下，跌打損傷	腹水草	行水，散瘀，消腫，解毒
蓖麻仁	消腫拔毒，瀉下通便	慈竹葉	治熱淋，血尿
蓖麻葉	腳氣，陰囊腫痛，鵝掌風	慈竹花	治勞傷吐血
蓖麻根	鎮靜解痙，祛風散瘀	慈竹根	下乳
蓖麻油	大便燥結，瘡疥，燙傷	慈竹茹	清熱涼血，除煩止嘔

藥名	功效	藥名	功效
慈竹筍	燒灰研麵，塗小兒肥瘡	算盤子根	清熱利濕，活血解毒
福參	脾胃虛寒瀉洩，虛寒咳嗽	辣椒	溫中，散寒，開胃，消食
辟汗草	清熱解毒，化濕，殺蟲	辣椒葉	止血消痔
鼠掌老鸛草	祛風除濕，活血通經	辣椒根	洗凍瘡腫痛
碧桃幹	治盜汗、遺精、吐血、心腹痛	辣蓼草	消腫止痛，止痢
牆草根	拔膿消腫	腐婢	清熱消腫，解毒
榧子	殺蟲、消積、潤燥	腐婢根	清熱解毒，治瘧疾
榧子花	主水氣，祛赤蟲	漆姑草	治漆過敏、癰腫、瘰癧
榧子樹根	治風濕腫痛	漏蘆	清熱解毒，消腫排膿，下乳
酸漿草	清熱，解毒，利尿，治熱咳	熊蕨根	驅除條蟲
酸模	清熱，利尿，涼血，殺蟲	翠雲草	清熱利濕，治肝炎
薔薇花	清暑，和胃，止血	櫻桃	益氣，祛風濕，美容顏
薔薇葉	搗爛外敷，生肌收口	櫻桃葉	溫胃，健脾，止血，解毒
薔薇根	清熱利濕，祛風活血，解毒	櫻桃枝	治寒痛、胃氣痛
薔薇枝	婦人脫髮	櫻桃根	治蛔蟲
蔂荷	清熱化濕，止血生肌	櫻桃核	透疹，解毒
蔓荊子	疏散風熱，清利頭目	櫻桃水	治疹發不透、凍瘡、燙傷
蔓荊子葉	治跌打損傷、刀傷出血	橡實	澀腸固脫，治瀉痢脫肛

武當方藥精華

藥名	功效	藥名	功效
豨薟草	祛風濕，利筋骨，降血壓	橡實殼	收斂，止血
豨薟草果	驅蛔蟲	柳樹皮	治瀉痢、瘰癧、惡瘡
豨薟草根	治風濕頑痺、頭風、帶下、燙傷	槲木皮	治惡瘡、瘰癧、痢疾、腸風下血
臘梅花	解暑生津，胸悶咳嗽，燙傷	槲木葉	治吐血、衄血、血痢
算盤子	治疝氣、淋濁、腰痛，外洗皮膚過敏	槲實仁	澀腸止痢
算盤子葉	清掃利濕，解毒消腫	樟木	祛風濕，行氣血，利關節
樟樹子	散寒祛濕，行氣止痛	橘餅	寬中下氣，化痰止咳
樟樹葉	祛風，除濕，止痛，殺蟲	橘樹根	順氣止痛，除寒濕
樟樹皮	行氣，止痛，祛風濕	橘黴液	治燙傷神效
樟樹根	祛風散寒，治風濕骨痛	薤葉	治疥瘡
醉魚草	祛風，殺蟲，活血，治流感	薤白	理氣，寬胸，通陽，散結
蕨	清熱，滑腸，降氣，化痰	薏苡仁	健脾，補肺，清熱，利濕
蕨根	清熱，利濕，治黃疸	薏苡葉	益中空膈，暖胃，益氣血
蕨菜	解瘡毒	薏苡根	清熱利濕，健脾，殺蟲
蝴蝶花	消腫止痛，解毒消炎	蕹菜 （空心菜）	治鼻衄、便秘、淋濁、便血
墨旱蓮	涼血，止血，補腎，益陰	蕹菜根	治白帶、虛淋、齲齒痛
稻草	寬中下氣，消食積，止瀉	薄荷	疏風，散熱，避穢，解毒
黎辣根	清熱利濕，殺蟲，解毒	燕麥草	能補虛損，治吐血

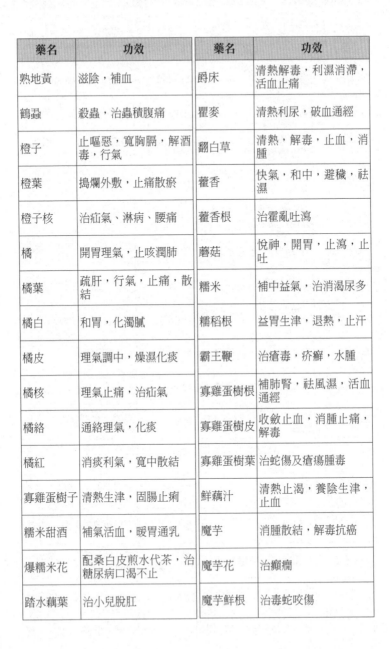

藥名	功效	藥名	功效
熟地黃	滋陰，補血	爵床	清熱解毒，利濕消滯，活血止痛
鶴蝨	殺蟲，治蟲積腹痛	瞿麥	清熱利尿，破血通經
橙子	止嘔惡，寬胸膈，解酒毒，行氣	翻白草	清熱，解毒，止血，消腫
橙葉	搗爛外敷，止痛散瘀	藿香	快氣，和中，避穢，祛濕
橙子核	治疝氣、淋病、腰痛	藿香根	治霍亂吐瀉
橘	開胃理氣，止咳潤肺	蘑菇	悅神，開胃，止瀉，止吐
橘葉	疏肝，行氣，止痛，散結	糯米	補中益氣，治消渴尿多
橘白	和胃，化濁膩	糯稻根	益胃生津，退熱，止汗
橘皮	理氣調中，燥濕化痰	霸王鞭	治瘡毒，疥癬，水腫
橘核	理氣止痛，治疝氣	寡雞蛋樹根	補肺腎，祛風濕，活血通經
橘絡	通絡理氣，化痰	寡雞蛋樹皮	收斂止血，消腫止痛，解毒
橘紅	消痰利氣，寬中散結	寡雞蛋樹葉	治蛇傷及瘡瘍腫毒
寡雞蛋樹子	清熱生津，固腸止痢	鮮藕汁	清熱止渴，養陰生津，止血
糯米甜酒	補氣活血，暖胃通乳	魔芋	消腫散結，解毒抗癌
爆糯米花	配桑白皮煎水代茶，治糖尿病口渴不止	魔芋花	治癲癇
踏水藕葉	治小兒脫肛	魔芋鮮根	治毒蛇咬傷

✳ 第七節　武當山地區現存藥用動物名錄

藥名	功效	藥名	功效
水蛭 （螞蟥）	破瘀血，通經	紅娘子	攻毒，通瘀，破積
地龍 （蚯蚓）	清熱，定驚，平喘，通絡	知了 （鳴蟬）	清熱熄風，鎮驚，治癲癇、夜啼
蚯蚓泥	治小兒陰囊虛熱腫痛	蟬蛻 （知了殼）	散風熱，透疹，宣肺，定
田螺 （大田螺）	清熱止渴，利水，生肌消腫	虻蟲 （牛虻）	逐瘀，破積，通經
蝸牛 （螺螄）	清熱解毒，利尿	蜂王漿	補虛強身，益壽延年
珍珠	平肝清熱，安神定驚	蜂膠	排毒消炎
珍珠母	平肝，潛陽，定驚	蜂蜜	滋養，潤燥，解毒
千腳蟲 （馬陸）	破積解毒	蜂房	祛風痺，止咳，攻毒，殺蟲
蜈蚣	息風鎮痙，祛風攻毒，抗癌	蜂蠟	解毒生肌，止血止痢
飯蒼蠅	治瘡，塗頭瘡疤生髮	土蜂	治毒蜘蛛咬傷
蜘蛛	祛風，解毒消腫	土鱉 （土元）	破瘀血，續筋骨
全蠍	息風鎮痙，祛風攻毒	螻蛄 （土狗子）	利水，通便，治瘰癧
蜻蜓	補腎益精，解毒，止咳	蟋蟀 （蛐蛐）	利尿，強筋骨，止瀉痢
殭蠶	祛風定驚，化痰散結	蜣螂蟲 （推屎郎）	定驚，破瘀，拔毒，通便
斑蝥	攻毒，破血，發泡	蠐螬 （地蠶）	破血，行瘀，散結，通乳
鼠婦蟲 （潮濕蟲）	破血利水，解毒止痛	蟑螂 （偷油婆）	清熱解毒，涼血止血，潤肺止咳

藥名	功效	藥名	功效
五穀蟲（蛆）	清熱解毒，療疳，止吐，消食	桑螵蛸	益腎固精，縮尿止帶
九香蟲（打屁蟲）	理氣止痛，溫中壯陽	鯰魚	利水，催乳
黃顙魚	祛風，利水，下乳，補虛	癩蛤蟆肝（蟾肝）	解毒消腫，治痛疽疔毒
青魚	養肝明目，氣化濕，養胃	癩蛤蟆膽（蟾膽）	治氣管炎特效
青魚膽	點眼治目赤腫痛，療惡瘡	癩蛤蟆漿乾塊（蟾酥）	解毒，消腫，強心，止痛
白鯰	治久病體虛，食慾不振，頭暈乏力	窒當（顛當蟲）	治一切疔腫、附骨疽、宿肉贅瘤
鯽魚	健脾利濕，納少無力，痢疾便血，淋病腫毒	蝌蚪	清熱解毒，熱毒腫痛，頭癬
鯽魚頭	主咳嗽，痢疾，小兒口瘡	青蛙膽	清熱解毒
鯽魚腦	主耳聾	青蛙肉	清熱解毒，利水消腫，補虛健脾
鯽魚骨	治靨瘡，點病牙不痛自落	泥鰍	補中氣，祛濕邪，治陽痿，療痔瘡
鯽魚膽	治目赤腫痛，十大惡瘡	鱔魚	益氣補虛，活血通淋
鱒魚	滋補，利水	大鯢（娃娃魚）	補氣血，健脾胃，屬保護動物，禁捕禁用
小白魚（連刀皮）	利水，健脾	烏龜肉	補肺養腎，益氣補氣，抗癆退熱
鯉魚	消腫，利小便，鎮咳平喘，下乳安胎	龜板	滋陰潛陽，益腎健胃
鯉魚眼	木、竹刺刺入肉中，外敷即出	鱉甲	滋陰潛陽，軟堅散結
鯉魚皮	安胎止血，治胎動見紅	鱉血	滋陰退熱，活血通絡，補虛抗癌
鯉魚血	解毒消腫，治陽性熱瘡	鱉頭	補氣助陽，補虛抗癌
鯉魚腸	解毒斂瘡，治瘡面久不癒合	鱉膽	清熱消腫，消痔止痛

藥名	功效	藥名	功效
鯉魚膽	點眼治目赤雲翳，外塗小兒熱瘡	鱉脂	養肝益肝，烏鬚黑髮
烏鱧	利水，祛風	鱉卵	補陰生津，固腸上瀉
鱖魚	補氣，健脾	鱉甲膠	補肝腎，清肝熱，退熱消瘀
銀魚	補脾開胃，滋養五臟	鱔魚肉	益氣血，補肝腎，強筋骨，祛風濕
癩蛤蟆（蟾蜍）	破癥結，行水濕，化毒殺蟲，定痛療疔	鱔魚頭	補肝益腎，澀腸固脫
癩蛤蟆（蟾頭）	治小兒疳積	鱔魚皮	散結止痛，治乳房腫塊，乳痛
癩蛤蟆皮（蟾皮）	清熱解毒，利水消脹，消腫止痛	鱔魚骨	祛風濕，通經絡，強筋骨
癩蛤蟆舌（蟾舌）	拔疔止痛	鱔魚血	活血祛風，益肝補腎，治面癱
鱧魚	補脾利水，強陽養陰	鴨蛋	滋陰清肺，平肝止瀉
鱧魚血	利關節，活經絡，治腰痛	鴨脂	消瘰散結，利水消腫
蛇蛻	祛風定驚，退翳止癢	雁肉	祛風濕，強筋骨
蝮蛇	祛風，通絡，攻毒定驚	雁脂	益氣補虛，活血舒筋
守宮（壁虎）	祛風定驚，散結，解毒，抗癌	鵝掌	補氣益血，治腿膝無力
四腳蛇	主治癭瘤結核、瘰癧	鵝內金	健脾消食，消腫塊，化結
鴿卵	益氣，解毒	鵝翠（鵝尾部的肉）	治耳聤耳聾
鴿肉	補五臟，益氣血，壯筋骨，退虛熱	鵝掌上黃皮	祛濕斂瘡，解毒止癢，治腳癬
斑鳩	益氣明目，強筋骨	鵝肉	解毒，解熱，止咳，補肺
鳶腦	治痔瘻、頭風痛	鵝屎	治犬咬，外敷，配方祛面部黑斑

藥名	功效	藥名	功效
鳶爪	治小兒驚風、頭昏、痔瘡	鵝涎	治小兒口瘡，甚效
烏梢蛇	治風濕麻木、筋骨疼痛	鵝蛋殼	研面醋調外敷，拔毒排膿，治癰疽、瘡瘍妙
烏蛇皮	治風癬毒氣、目生翳、唇瘡	鵝腿骨	治犬咬傷口發炎
烏蛇卵	治癲癇、麻風	鵝喉管	治赤白帶下、哮喘，治一切重症喉症
烏蛇膽	祛風，清熱，化痰，明目	鵝毛	治腫毒、隱疹疥癬，發背療瘡
申紅（猴子月經）	治婦人經閉，抗癆特效，唯難覓之	雞肉	補五臟，健脾胃，養氣血，強筋骨
魚蟲	治小兒驚風、小兒高熱	雞肝	補肝腎，安胎止血，治夜盲
油鴨子	補中益氣，收斂止痢	雞心	補心鎮驚，治心悸健忘
鴨肉	滋陰養胃，利水消腫，有蒸勞熱，咳嗽水腫	雞腎	治耳聾耳鳴、咽乾盜汗
鴨肝	滋陰潤肺，平肝明目，清熱止咳	雞腦	治小兒驚風
鴨膽	點眼可治紅眼病，外塗痔瘡，消腫止痛，止血	雞血	養血安胎，婦女功能性出血
鴨毛	治急慢性濕疹、水火燙傷	雞腸	補腎止遺，治小兒遺尿
鴨頭	利水消腫，治水腫尿澀、咽喉腫痛	雞嗉（帶食管用）	治小便不禁、食噎氣逆，助消化
鴨血	補血，解毒，通便	雞油	治斑禿、脫髮
雞蛋清	生用內服解砒霜毒，外塗治紅腫熱痛	土燕窩	養肺陰，開胃，止血
雞蛋殼	治胃潰瘍、胃酸、胃痛，外用止血斂瘡	麻雀肉	補腎壯陽，治陽痿早洩
鳳凰衣（蛋殼內薄膜）	潤肺止咳，止血	白丁香	拔癧白膚
雞內金	健胃，消食，化石	麻雀蛋	溫補腎陽，調和五臟，治陽痿早洩

武當方藥精華

藥名	功效	藥名	功效
雞蛋黃油	治各種久不癒合的創面和瘡面	麻雀腦	補腎壯陽，治陽痿早洩
雞苦膽汁	治小兒百日咳	麻雀頭血	點眼治雀盲
臘雞爪	熬膏外敷治十大惡瘡	猴腦	補腦，增加記憶，鎮驚，治頭痛頭暈特效
臘雞爪尖	焙乾研末配方服，治頸椎病神效	猴骨	祛風濕，通經絡，鎮驚
錦雞	止血解毒	夜明砂（野兔糞）	明目，殺蟲
鵪鶉肉	補中氣，強筋骨，止瀉痢	豪豬毛	燒灰香油調勻敷傷口，治傷口久不癒合
鵪鶉蛋	補五臟，益氣血，健脾胃，強筋骨	豪豬肉	潤腸通便，清熱利濕，行氣止痛
野雞肉（雉）	補中益氣，生津止渴	松鼠	理氣，調經，消疳，消積
野雞肝	消疳，治小兒疳積，能健脾和胃	五靈脂	破積活血，調經止痛
野雞尾	解毒消腫，清熱止痛，治丹毒	蛇油	治各處瘻管，竇道
野雞腦	涂凍瘡、燙傷特效	花蜘蛛	拔毒消腫，生肌止痛
野雞腸	補中氣，健脾胃，固腸止瀉	狼油	補益，厚腸
貓頭鷹頭（大王貓）	平肝息風，治頭暈目眩	狼肉	補五臟，厚腸胃，治虛勞，祛冷積
貓頭鷹膽	點眼消雲翳、目赤腫痛，外擦消痔	狼喉嚨	解毒治噎，治食道癌、胃癌
貓頭鷹眼	配方治療眼底病，鎮靜安神	豺肉	祛寒積，溫筋骨，通經絡，止疼痛
貓頭鷹骨肉	散瘰，抗結核，截瘧疾，治頭暈	豺皮	治冷痺、筋骨冷痛、腳氣
啄木鳥	滋養補虛	狐狸肉	補虛暖中，鎮靜安神，祛風解毒
烏鴉肉	滋養補虛	狐狸頭骨	補虛祛風，散結解毒

藥名	功效	藥名	功效
鴛鴦肉	有治痔瘡、疥癬的功用	狐狸肝	祛風鎮驚，明目止痛
喜鵲肉	滋補，通淋，散熱	狐狸腸	開竅鎮驚，清熱健胃
狐狸四足	治五痔下血，肛瘻流膿	獐脊髓	補虛益精，祛風潤膚
狐狸心	補益鎮靜，治癲狂	麝肉	治腹中癥瘕腫塊
狐狸尾巴	清熱散結，解毒通淋	麝香	開竅，辟穢，通絡，散瘀
麂肉	補氣暖胃，化濕祛風，療五痔	麝香殼	通關利竅，消腫解毒
貉肉	滋補強壯	鶴肉（白鶴）	治乾血癆，月經不調，身熱發燒，喘咳吐血
熊肉	補虛損，強筋骨	鶴骨	治癆瘵，胸腹痛，喉痺，蛇咬
熊骨	祛風除濕，定驚安神	鷺肉（白鷺）	補氣益脾，主治虛瘦
熊脂	補虛損，潤肌膚，殺蟲止癢，醫瘡	獾肉（狗獾子）	治小兒疳積，殺蟲驅蛔
熊腦	補虛祛風，治頭暈目眩	獾油	治中氣不足，子宮脫垂，咳血，痔瘡，癬瘡
熊掌	健脾胃，補氣血，祛風濕	水獺肝	養陰退熱，止咳喘，養肝明目
熊筋	強筋壯骨，搜風止痛	水獺骨	消骨梗喉嚨，利水解毒，止嘔吐
熊膽	明目去翳，殺蟲醫瘡，消痔止痛	水獺心	鎮靜安神，治心慌心悸
熊眼	鎮靜安神，治狂症、癲癇	水獺肉	暖胃祛寒，祛風除濕，強筋壯骨，止痛
鼠肉	補虛消疳，解毒醫瘡，治小兒疳積	水獺肝	養陰，退熱，止咳，止血，明目，鎮驚
鼠皮	治各種久不癒合創口特效	黃鼬油	澀尿，固精
鼠血	配鹽外擦，治牙齦出血，潰爛	刺蝟皮	涼血止血，固精，止痛

武當方藥精華

藥名	功效	藥名	功效
鼠肝	化瘀解毒，止痛療傷	刺猬肉	補肺虛，止咳平喘
鼠腎	治小兒驚風	刺猬膽	袪風熱，明目退翳，消痔止痛
鼠膽	明目，治耳鳴耳聾	刺猬脂	殺蟲止血，
鼠嬰（剛出生未長毛的小鼠）	清熱斂瘡，消腫止痛，治燙傷	刺猬腦	治各種瘻管
鼠鞭（雄鼠生殖器）	益腎壯陽，治陽痿立效	刺猬心肝	治療十大惡瘡、各種瘻管
獐肉	補虛袪風	豹肉	補五臟，袪寒濕，強筋骨，增力氣
獐骨	補虛損，益精髓	山驢骨	治風濕四肢痠痛，四肢麻木，腰腿痛
獐胎	行血補血，益氣強身	驢肉	益氣補血，治癆損，益壽延年
驢皮膠	大補氣血，調經止血	牛血	補中，理血，脾胃虛弱，血虛經閉
驢頭	風止痙，解毒生津	牛脾	消痔止血，利腸通便，寬中醒脾
驢骨	補腎壯骨，治耳聾	牛尿泡	收斂止血，通經利尿，解毒醫瘡
驢乳	清熱解毒，潤燥止渴	牛蹄甲	生肌斂瘡，治臁瘡
驢脂	止咳，截瘧	牛奶	補氣血，強筋骨，潤燥止渴
驢毛	主治頭風	牛骨粉	強筋壯骨，癒合骨折，補鈣佳品
驢蹄	敷疽癰，止膿水	牛脊骨骨髓	壯骨益筋，填精補髓
豹骨	壯筋骨，袪風濕，止痛	牛百葉	健脾益氣，助消化
驢腎	補腎壯陽，滋陰補虛，強筋壯骨	牛胎盤	治療白癜風有很好效果
金魚	清熱，利水，解毒，治黃疸、咳嗽、肺炎、百日咳、心臟病	牛蹄筋	袪風濕，強筋骨

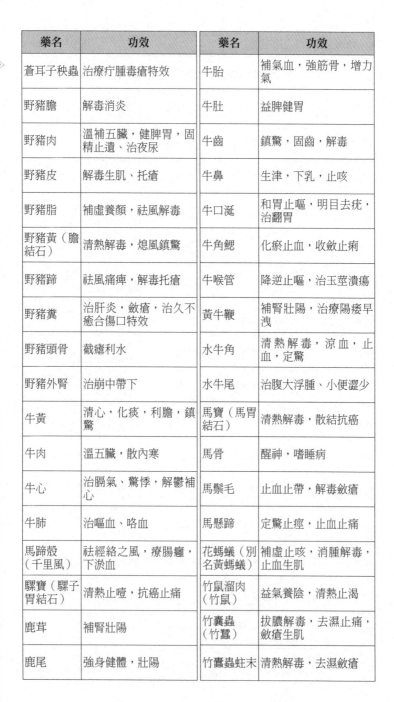

藥名	功效	藥名	功效
蒼耳子秧蟲	治療疔腫毒瘡特效	牛胎	補氣血，強筋骨，增力氣
野豬膽	解毒消炎	牛肚	益脾健胃
野豬肉	溫補五臟，健脾胃，固精止遺、治夜尿	牛齒	鎮驚，固齒，解毒
野豬皮	解毒生肌、托瘡	牛鼻	生津，下乳，止咳
野豬脂	補虛養顏，祛風解毒	牛口涎	和胃止嘔，明目去疣，治翻胃
野豬黃（膽結石）	清熱解毒，熄風鎮驚	牛角鰓	化瘀止血，收斂止痢
野豬蹄	祛風痛痹，解毒托瘡	牛喉管	降逆止嘔，治玉莖潰瘍
野豬糞	治肝炎，斂瘡，治久不癒合傷口特效	黃牛鞭	補腎壯陽，治療陽痿早洩
野豬頭骨	截瘧利水	水牛角	清熱解毒，涼血，止血，定驚
野豬外腎	治崩中帶下	水牛尾	治腹大浮腫、小便澀少
牛黃	清心，化痰，利膽，鎮驚	馬寶（馬胃結石）	清熱解毒，散結抗癌
牛肉	溫五臟，散內寒	馬骨	醒神，嗜睡病
牛心	治膈氣、驚悸，解鬱補心	馬鬃毛	止血止帶，解毒斂瘡
牛肺	治嘔血、咯血	馬懸蹄	定驚止痙，止血止痛
馬蹄殼（千里風）	祛經絡之風，療腸癰，下淤血	花螞蟻（別名黃螞蟻）	補虛止咳，消腫解毒，止血生肌
騾寶（騾子胃結石）	清熱止噎，抗癌止痛	竹鼠溜肉（竹鼠）	益氣養陰，清熱止渴
鹿茸	補腎壯陽	竹囊蟲（竹蠹）	拔膿解毒，去濕止痛，斂瘡生肌
鹿尾	強身健體，壯陽	竹蠹蟲蛀末	清熱解毒，去濕斂瘡

藥名	功效	藥名	功效
鹿血	壯陽，強性	壁錢	治喉、牙疳、鼻衄、痔出血
鹿胎	強身健體，延年益壽	河蝦（別名螞蝦）	補腎壯陽，強筋壯骨，除風祛寒
烏鴉膽	點眼治青盲、爛弦風眼及翳障	蕪菁蟲	攻毒，破瘀，逐水
烏鴉頭	治蜂窩漏	桑蠹蟲	化瘀止痛，止血止痛
烏鴉肝	祛風定驚，抗癆止血	桐蛀（桐樹蟲）	消腫止痛，治指頭腫毒
兔頭骨	治頭痛	黃麻梗蟲	消腫解毒，治紅絲疔
兔肉	補中益氣，健身美容	芝麻蟲	治肛瘻神效
兔腦	催生利胎，治凍瘡	皂角樹蟲	治一切腫毒
兔肝	瀉肝熱，明目退翳	茄稞蟲	治男女童子癆
兔血	解胎中毒熱，活血解毒，稀痘瘡	青蒿蠹蟲	治急慢驚風
兔骨	清熱止渴，平肝	棕樹蟲	治赤白帶、腸紅血痢
兔皮毛	活血收斂，止帶	蛣蜋（鼻涕蟲）	清熱祛風，消腫解毒，破瘀通經
蠶砂	燥濕祛風，化腸胃濕濁	叩頭蟲	壯腰健腎，增力氣
蠶蛹	補虛療損，滋陰壯陽，健脾祛蛔	壁蝨（臭蟲）	治噎膈、小兒驚風、臁瘡，拔疔，化諸骨魚刺
蝙蝠腦	治癰疽毒、毒邪內陷、惡毒攻心	蠅虎	治跌打損傷
蠶蛹空殼	治糖尿病，燒灰治單純疱疹，止血帶	燈蛾	治漏管有神效
蠶子	補腎壯陽，固精止遺	蚱蜢	治咳嗽、驚風、損傷、凍瘡、破傷風
蠶蛾（蠶蛾子）	補腎壯陽，治驚閉崩漏	河鰻	補五臟，強身體，退虛熱

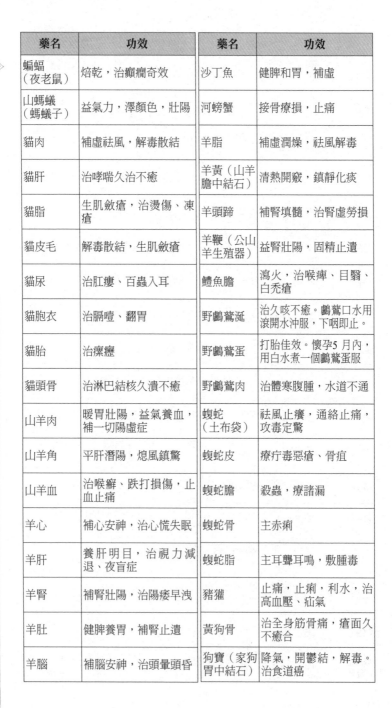

藥名	功效	藥名	功效
蝙蝠 （夜老鼠）	焙乾，治癲癇奇效	沙丁魚	健脾和胃，補虛
山螞蟻 （螞蟻子）	益氣力，澤顏色，壯陽	河螃蟹	接骨療損，止痛
貓肉	補虛祛風，解毒散結	羊脂	補虛潤燥，祛風解毒
貓肝	治哮喘久治不癒	羊黃（山羊膽中結石）	清熱開竅，鎮靜化痰
貓脂	生肌斂瘡，治燙傷、凍瘡	羊頭蹄	補腎填髓，治腎虛勞損
貓皮毛	解毒散結，生肌斂瘡	羊鞭（公山羊生殖器）	益腎壯陽，固精止遺
貓尿	治肛瘻、百蟲入耳	鱧魚膽	瀉火，治喉痺、目翳、白禿瘡
貓胞衣	治膈噎、翻胃	野鸕鶿涎	治久咳不癒。鸕鶿口水用滾開水沖服，下咽即止。
貓胎	治瘰癧	野鸕鶿蛋	打胎佳效。懷孕5月內，用白水煮一個鸕鶿蛋服
貓頭骨	治淋巴結核久潰不癒	野鸕鶿肉	治體寒腹腫，水道不通
山羊肉	暖胃壯陽，益氣養血，補一切陽虛症	蝮蛇 （土布袋）	祛風止癢，通絡止痛，攻毒定驚
山羊角	平肝潛陽，熄風鎮驚	蝮蛇皮	療疔毒惡瘡、骨疽
山羊血	治喉癬、跌打損傷，止血止痛	蝮蛇膽	殺蟲，療諸漏
羊心	補心安神，治心慌失眠	蝮蛇骨	主赤痢
羊肝	養肝明目，治視力減退、夜盲症	蝮蛇脂	主耳聾耳鳴，敷腫毒
羊腎	補腎壯陽，治陽痿早洩	豬獾	止痛，止痢，利水，治高血壓、疝氣
羊肚	健脾養胃，補腎止遺	黃狗骨	治全身筋骨痛，瘡面久不癒合
羊腦	補腦安神，治頭暈頭昏	狗寶（家狗胃中結石）	降氣，開鬱結，解毒。治食道癌

藥名	功效	藥名	功效
羊胎	補氣血，養五臟，益壽延年	狗鞭（黃狗雄性生殖器）	補腎壯陽，治陽痿早洩
羊哀（羊胃中結石）	解百毒，治噎嗝、翻胃	狗腦	治久痢、帶下崩漏、頭風眩暈，解毒醫瘡
羊蹄筋	強筋健骨，治腰膝無力	狗蹄	補虛通乳，治乳汁少
羊脊骨	補腎填精，治身筋骨疼痛	狗膽	清肝明目，活血止血
山羊鬍（山羊毛亦可）	燒炭治濕疹	狗肝	降逆氣，止瀉痢，祛風止痙
山羊腿骨	補骨固齒，治牙齦潰爛	狗齒	鎮驚熄風，解毒
羊奶	補虛，潤肺，和胃，解毒	狗血	補虛勞，散瘀血，定驚癇，解毒，止血
羊膽	清熱解毒，明目退翳	狗肉	補脾暖胃，溫腎壯陽，填精
狗心	安神，祛風，止血，解毒	豬軟骨粉	強筋壯骨，補鈣療傷
狗毛	截瘧，斂瘡生肌	豬膽	拔毒，生肌，止痛
黃喉貂	補中益氣，祛風濕，壯筋骨	花頸斑鷗	補腎，止痛
金翅雀	養心安神	白冠長尾雉	補中益氣，止咳平喘
八哥	解毒下氣，止血，止咳，清肝明目	花面狸	補中益氣，治虛證，去游風，癒腸風下血，治痔瘻、鼠瘻
白脊翎	補益脾腎，利水消腫	岩鴿	補腎益氣，祛風解毒
四聲杜鵑	消瘰癧，潤腸通便，平喘鎮咳	紅嘴鷗	養陰潤燥，治狂風
豬肉	補中益氣，長力氣	普通秧雞	補中益氣，治蟻瘻
豬心	安神鎮驚，治心慌	黃腳三趾鶉	補中，解毒，清熱，消腫
豬肚	補虛損，健脾胃，治胃病	烏骨雞	補肝腎，益氣血，好顏色，養陰退熱，止帶

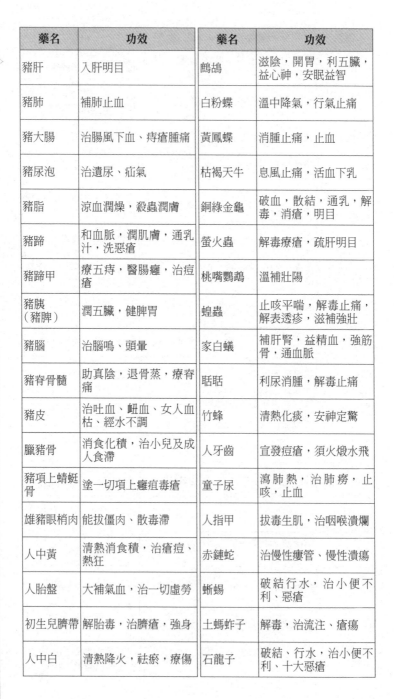

藥名	功效	藥名	功效
豬肝	入肝明目	鸕鷀	滋陰，開胃，利五臟，益心神，安眠益智
豬肺	補肺止血	白粉蝶	溫中降氣，行氣止痛
豬大腸	治腸風下血、痔瘡腫痛	黃鳳蝶	消腫止痛，止血
豬尿泡	治遺尿、疝氣	枯褐天牛	息風止痛，活血下乳
豬脂	涼血潤燥，殺蟲潤膚	銅綠金龜	破血，散結，通乳，解毒，消瘡，明目
豬蹄	和血脈，潤肌膚，通乳汁，洗惡瘡	螢火蟲	解毒療瘡，疏肝明目
豬蹄甲	療五痔，醫腸癰，治痘瘡	桃嘴鸚鵡	溫補壯陽
豬胰（豬脾）	潤五臟，健脾胃	蝗蟲	止咳平喘，解毒止痛，解表透疹，滋補強壯
豬腦	治腦鳴、頭暈	家白蟻	補肝腎，益精血，強筋骨，通血脈
豬脊骨髓	助真陰，退骨蒸，療脊痛	眊眊	利尿消腫，解毒止痛
豬皮	治吐血、衄血、女人血枯、經水不調	竹蜂	清熱化痰，安神定驚
臘豬骨	消食化積，治小兒及成人食滯	人牙齒	宣發痘瘡，須火煅水飛
豬項上蜻蜓骨	塗一切項上癰疽毒瘡	童子尿	瀉肺熱，治肺癆，止咳，止血
雄豬眼梢肉	能拔僵肉、散毒滯	人指甲	拔毒生肌，治咽喉潰爛
人中黃	清熱消食積，治瘡痘、熱狂	赤鏈蛇	治慢性瘻管、慢性潰瘍
人胎盤	大補氣血，治一切虛勞	蜥蜴	破結行水，治小便不利、惡瘡
初生兒臍帶	解胎毒，治臍瘡，強身	土螞蚱子	解毒，治流注、瘡瘍
人中白	清熱降火，祛瘀，療傷	石龍子	破結、行水，治小便不利、十大惡瘡

武當方藥精萃

藥名	功效	藥名	功效
血餘炭	消瘀，止血，止痛	石上螺螄	治黃疸、疔瘡、各種肛瘻
螳螂	治咽喉腫癰、痔瘡，除風鎮驚	魚鉤	治年久哮喘、頑固咳嗽
眼鏡蛇	通經絡，祛風濕，治風濕性關節炎	鱔魚	暖中益胃，止嘔

✳ 第八節　武當山地區現存藥用礦物及其他物品名錄

藥名	功效	藥名	功效
自然銅	散瘀止痛，續筋接骨	盤龍草（小麥桿做的陳舊草帽）	燒存性，治頭痛、頭暈、頭脹有特效
古銅錢	接骨止痛，散結消腫	伏龍肝（灶心土）	溫中燥濕，止嘔止血
滑石	清熱，滲濕，斂瘡	銅綠	拔毒，生肌，止癢
陽起石	溫腎壯陽	仙人骨（山漿石）	斂瘡消腫，活血止痛
石膏	清熱瀉火，煅用生肌	漢江白石	祛風活血，消腫止痛
寒水石	清熱降火，除煩止渴	漢江紅石	消腫止痛，活血通絡
龍骨	安神，固精，斂汗，澀腸	檀香灰	治黃水瘡
鐘乳石	生肌，明目	火龍衣	安神定志，治狂癲症
白堊	溫中，澀腸，止血，斂瘡	石碾盤雨水	藥用碾盤上雨水。治扁疣特效
白石英	溫肺定喘，定神	陳石灰	主治胃酸、胃痛，生肌，止癢
雲母石	下氣，補中，斂瘡	水龍骨（木船拆下石灰）	止癢，生肌，治腳氣
蜂蠟	收斂，生肌，止痛	陳牆土（陳年土坯）	祛風，活血，生肌

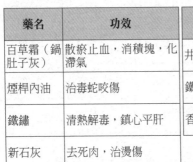

藥名	功效	藥名	功效
百草霜（鍋肚子灰）	散瘀止血，消積塊，化滯氣	井底泥	清熱解毒，安胎
煙桿內油	治毒蛇咬傷	鐵礦石	鎮心平肝，消癰解毒
鐵鏽	清熱解毒，鎮心平肝	香爐灰	止血，消腫，止痛，癒瘡
新石灰	去死肉，治燙傷		

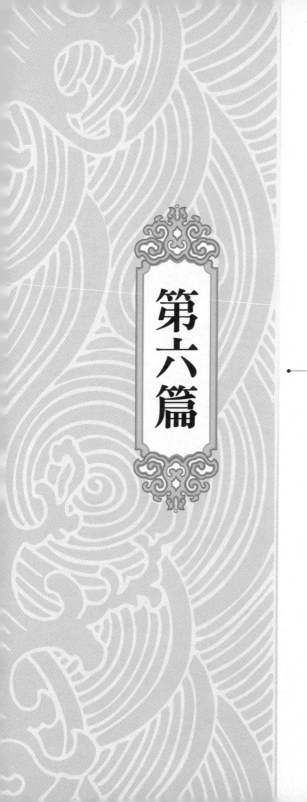

第六篇

臨床用藥歌

武當山植物藥用藥歌

草木中空善治風　對枝對葉能治紅
葉邊有齒能消腫　葉有漿具拔毒功
苦清辣宣麻理氣　酸澀止瀉甜補益
香藥走竄祛風濕　苦寒清熱消腫痛
苦澀排膿鹹軟堅　淡滑滋補藥稱雄
藥有四氣兼五味　升降沉浮各相宜
君臣佐使如法配　治病療傷效果奇

相反歌

本草言明十八反　半夏、瓜蔞、貝母、白蘞、及攻烏頭
海藻大戟甘遂芫花俱反甘草　諸參細辛芍反藜蘆
蜂蜜黃蠟莫與蔥相見　白芥硼砂不同服
荊芥若問何相反　河豚無鱗魚臚肉
相反亦可相伍用　醫家心巧可為福

十九畏歌

硫黃原是火中精　朴硝一見便相爭
水銀莫與砒霜見　狼毒最怕密陀僧
巴豆性烈最為上　偏與牽牛不順情
丁香莫與鬱金見　牙硝難合京三棱
川烏草烏不須犀　人參又忌五靈脂
官桂善能調冷氣　若逢石脂便相欺

妊娠忌藥歌

芫斑水蛭與虻蟲	烏頭附子配天雄
野葛水銀並巴豆	牛膝苡仁與蜈蚣
三棱芫花代赭麝	大戟蟬蛻黃雌雄
牙硝芒硝牡丹桂	槐花牽牛皂角同
半夏南星與通草	瞿麥乾薑桃仁同
磠砂乾漆蟹爪甲	地膽茅根與䗪蟲
蘇葉紅花不同用	牙皂花粉不相逢
妊娠用藥有三忌	破瘀通經峻下攻
大辛大熱有毒品	醫者原則要記清
古人雖列妊娠忌	並非絕對不可逢
有故無殞亦無殞	大積大聚大膽行

中藥炮製歌

芫花本利水	非醋不能通
綠豆本解毒	帶殼不見功
草果消膨效	連殼反脹胸
黑丑生利水	遠志苗毒逢
蒲黃生通血	熟補血運通
地榆醫血藥	連稍不住紅
陳皮專理氣	留白補胃中
附子救陰證	生用走皮風
草烏解風痹	生用使人蒙
人言燒煅用	諸石火煅紅

入醋堪研末　　制度必須工
川芎炒去油　　生用痺疼攻
炮製當依法　　方能專化工

又歌

知母桑皮天門冬　　首烏生熟地黃同
偏依竹片銅刀切　　鐵器臨之便不馴
烏藥門冬巴戟天　　蓮心遠志五般同
並宜剔去心方妙　　否則令人煩躁添
厚朴豬苓與茯苓　　桑皮更有外皮生
四般最忌連皮用　　去淨方能不耗神
益智麻仁柏子仁　　更加草果四般論
並宜去殼方為效　　不去令人心痞增
星夏三烏同附子　　薑便礬浸能解毒
更宜酒洗有三味　　大雲地黃及當歸

四氣功能歌

四性四氣本相同　　寒熱溫涼要分明
寒藥本是涼之甚　　熱藥比溫進一程
還有性平一藥性　　實則溫涼不居中
寒涼為陰主熱病　　溫熱為陽寒症攻
寒涼助陰把陽抑　　溫熱助陽抑陰同

五味功能歌

五味辛甘苦酸鹹　　辛行且散祛風寒
味甘能緩又能補　　補氣補血緩急攣
味酸能澀又能收　　澀精固腸虛汗斂
味苦能瀉又能燥　　瀉火燥濕更消炎
味鹹軟堅又潤下　　滲濕利尿淡味添

升降浮沉用藥歌

升降浮沉如指航　　說與學者細推詳
升浮上行兼向外　　升陽發表散寒良
溫熱辛甘屬陽性　　諸如荊蘇桂麻黃
沉降下行兼走內　　鎮逆收斂又潛陽
清熱滲濕又瀉下　　酸苦鹹陰性寒涼
諸如赭石大生地　　芒硝連柏共大黃
酸鹹無升寒無浮　　辛甘無降熱上翔
浮引鹹寒可趨下　　沉引以酒巔頂航
沉降雖係自然理　　良工善用可改常

引經用藥歌

黃連獨活桂枝附子細辛少陰　　太陰蒼朮葛根桔梗升麻臨
柴胡青皮川芎厥陰走　　陽明石膏白芷白朮葛根
藁本桂枝羌活麻黃行太陽　　少陽柴胡膽草連翹茵陳
胸膈喉頭桔梗截　　腿足牛膝力下循

陳藥歌

枳殼陳皮半夏齊　　麻黃狼毒吳茱萸
艾葉膽星豬板油　　木瓜酒醋及棕皮

心經主病用藥歌

心為君火主藏神　　代君行令包絡臣
主血主言主汗笑　　心經受邪亂昏昏
諸熱瞀瘛驚譫妄　　啼笑罵詈不識親
諸疼瘡瘍怔忡汗　　面赤目黃熱手心
舌強不語胸脅疼　　腰背肩胛疼難伸
熟地圓肉補心血　　阿膠麥冬生地滋心陰
心陽不足肉桂附子細辛　　心氣不足五味參
竹瀝二黃天竹黃、黃連豁心痰
開竅二香麝香、白膠香菖蒲冰片
涼血犀角牡丹皮　　養心遠志柏棗仁

肝經主病用藥歌

肝木藏魂肝寄中　　血呼筋目怒主成
兩肋腫疼胸脅滿　　諸風掉眩強直驚
嘔血疝瘕婦經病　　寒熱頭疼面目紅
抽縮筋攣兩脛腫　　男癩婦人陰腫疼
解鬱鬱金柴半夏　　行氣香附芎青皮
補氣白朮柏子仁生薑細辛

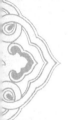

破血三棱莪朮鱉甲桃仁紅花

緩急心疼當歸白芍甘草　破瘀薑黃牡丹皮靈脂

鎮肝龍骨代赭石鐵落石決明

羌活獨活防風薄荷搜肝風

脾經主病用藥歌

脾土藏意萬物母　　營衛肌味四肢主

諸濕腫滿二便秘　　黃疸痰飲霍亂吐

痞滿腹痛食難化　　重困嗜臥肢難舉

九竅不通舌強疼　　諸痙項強皆病土

黨參茯苓白朮甘草補脾氣　　中陽不振蒼朮乾薑附子

升麻柴胡升清氣　　導積大黃枳實芒硝厚朴

半夏陳皮二朮燥中宮　　木通茯苓豬苓潔淨腑

肺經主病用藥歌

肺經藏魄主元氣　　主聞主笑主毛皮

諸氣賁鬱萎嘔喘　　氣短咳嗽氣上逆

咳唾膿血不得臥　　小便數欠不禁遺

肩背臑臂冷且疼　　灑淅寒熱傷風疾

溫肺丁香款冬花百部

洩肺葶藶澤瀉與生薑皮、桑白皮

瓜蔞花粉化熱痰　　寒痰不化細辛乾薑益

清肺天冬麥冬黃芩沙參、貝母

肺氣不足五味子人參、黃蓍

潤肺天冬麥冬百合阿膠花粉
斂肺白芍五倍子五味子栗殼烏梅

腎經主病用藥歌

腎水藏志屬先天　　主骨主聽二陰連
主寒厥逆骨痠疼　　腰冷如水足胻寒
少腹急滿疝瘕症　　澄澈清冷腥穢兼
大便閉瀉消渴　　　發熱不熱頭疼眩
喉疼舌燥婦經帶　　脊股疼痛在後臁
黃柏知母滋腎水　　肉桂附子益火源
五味子沉香蛤蚧納腎氣　　鹿茸枸杞壯陽丹
固精鎖陽胡桃龍骨　　起陽治痿淫羊藿巴戟天

太極武術教學光碟

太極功夫扇
五十二式太極扇
演示：李德印 等
(2VCD)中國

夕陽美太極功夫扇
五十六式太極扇
演示：李德印 等
(2VCD)中國

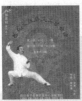

陳氏太極拳及其技擊法
演示：馬虹(10VCD)中國
陳氏太極拳勁道釋秘
拆拳講勁
演示：馬虹(8DVD)中國
推手技巧及功力訓練
演示：馬虹(4VCD)中國

 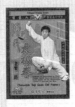 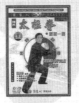

陳氏太極拳新架一路
演示：陳正雷(1DVD)中國
陳氏太極拳新架二路
演示：陳正雷(1DVD)中國
陳氏太極拳老架一路
演示：陳正雷(1DVD)中國

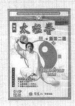 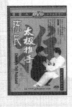 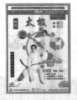

陳氏太極拳老架二路
演示：陳正雷(1DVD)中國
陳氏太極推手
演示：陳正雷(1DVD)中國
陳氏太極單刀・雙刀
演示：陳正雷(1DVD)中國

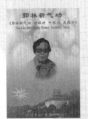

郭林新氣功
(8DVD)中國

本公司還有其他武術光碟
歡迎來電詢問或至網站查詢
電話：02-28236031
網址：www.dah-jaan.com.tw

原版教學光碟

歡迎至本公司購買書籍

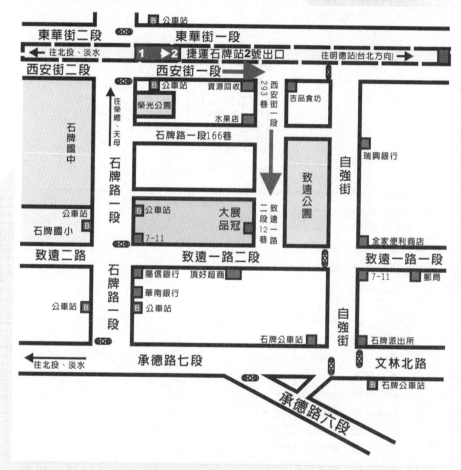

東華街二段　　　　　B 公車站
　　　　　　　　　　東華街一段
← 往北投、淡水　　1 ▶2 捷運石牌站2號出口　往明德站(台北方向) →
西安街二段　　　　西安街一段
　　　　　　B 公車站　資源回收　西安街293巷一段　吉品食坊
往榮總、天母　榮光公園
　　　　　　　　　　水果店
石牌國中　　　　石牌路一段166巷
　　　　　　　　　　　　　　　　瑞興銀行
石牌路一段　　　　　　　　致遠公園　自強街
公車站　　B 公車站　大展品冠　二段致遠一路12巷　全家便利商店
石牌國小 B　7-11
致遠二路　　　　致遠一路二段　　　　致遠一路一段
　　　　陽信銀行　頂好超商　　　　7-11　　郵局
　　　　華南銀行
公車站 B　B 公車站　　自強街
石牌路一段　　　石牌公車站　石牌派出所
← 往北投、淡水　承德路七段　　　　　文林北路
　　　　　　　　　　　　　　　　B 石牌公車站
　　　　　　　承德路六段

建議路線
1.搭乘捷運‧公車
　　淡水線石牌站下車，由石牌捷運站２號出口出站(出站後靠右邊)，沿著捷運高架往台北方向走(往明德站方向)，其街名為西安街，約走100公尺(勿超過紅綠燈)，由西安街一段293巷進來(巷口有一公車站牌，站名為自強街口)，本公司位於致遠公園對面。搭公車者請於石牌站(石牌派出所)下車，走進自強街，遇致遠路口左轉，右手邊第一條巷子即為本社位置。

2.自行開車或騎車
　　由承德路接石牌路，看到陽信銀行右轉，此條即為致遠一路二段，在遇到自強街(紅綠燈)前的巷子(致遠公園)左轉，即可看到本公司招牌。

國家圖書館出版品預行編目資料

武當方藥精華 / 尚儒彪編著.
──初版，──臺北市，品冠文化，2016 [民 105.01]
面；21公分─（武當道教醫藥；07）
ISBN　978-986-5734-40-4（平裝）
1. 中藥方劑學
414.6　　　　　　　　　　　　　　　　104024393

【版權所有・翻印必究】

武當方藥精華

編　　著 / 尚儒彪
責任編輯 / 郝志崗
發 行 人 / 蔡孟甫
出 版 者 / 品冠文化出版社
社　　址 / 臺北市北投區（石牌）致遠一路 2 段 12 巷 1 號
電　　話 / （02）28233123，28236031，28236033
傳　　真 / （02）28272069
郵政劃撥 / 19346241
網　　址 / www.dah-jaan.com.tw
E-mail / service@dah-jann.com.tw
登 記 證 / 北市建一字第 227242 號
承 印 者 / 傳興印刷有限公司
裝　　訂 / 眾友企業公司
排 版 者 / 菩薩蠻數位文化有限公司
授 權 者 / 山西科學技術出版社
初版 1 刷 / 2016 年（民 105 年）1 月　　　　定價 / 300元

●本書若有破損、缺頁請寄回本社更換●

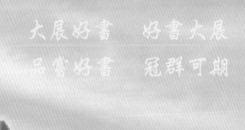

大展好書　好書大展
品嘗好書　冠群可期

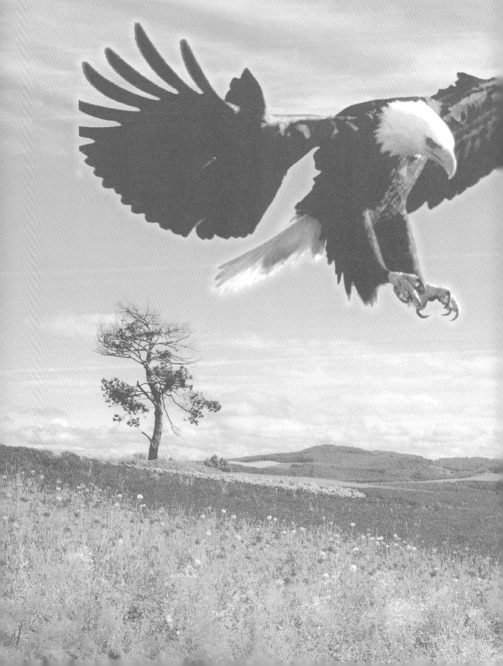

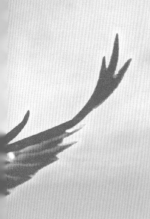

大展好書　好書大展
品嘗好書　冠群可期